DE L'HOMME

ET

DE LA FEMME

Considérés physiquement

DANS L'ÉTAT DU MARIAGE

Par M. DE LIGNAC.

Nouvelle Edition

Revue et augmentée par l'auteur

Avec de nouvelles figures.

Tome Premier.

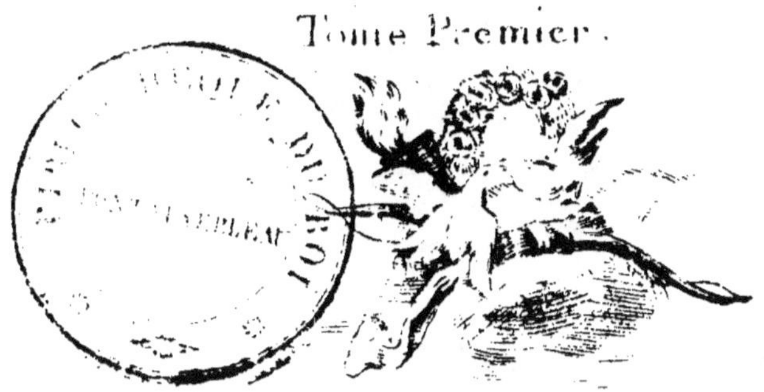

A LILLE

Chez C.F.J. LEHOUCQ, Libraire.

M. DCC. LXXVIII.

AVERTISSEMENT.

CET Ouvrage a été entrepris dans l'espérance qu'il pourroit être utile. On s'est étonné que l'objet qu'il embrasse, quoique déjà traité par un Médecin, n'ait pas encore été offert d'une manière satisfaisante. En effet, ceux qui avec quelque connoissance lisent le Livre de VENETTE (a), le regardent comme éclairant le Lecteur sur quelques points, mais aussi lui donnant des notions fausses sur beaucoup d'autres. On peut dire que c'est moins la faute de l'Auteur, que celle du temps où il vivoit : de nouvelles observations faites de nos jours, ont détruit plusieurs des faits

[a] *La Génération de l'homme, ou Tableau de l'Amour Conjugal*, considéré dans l'état du mariage, par M. NICOLAS VENETTE, Docteur en Médecine. Parmi les Editions multipliées que l'on a fait de cet Ouvrage, il est très-difficile d'en trouver une qui ne fourmille de fautes essentielles. Les termes de l'Art sur-tout, sont dans la plupart de ces éditions, défigurés au point que l'on est souvent obligé de les deviner.

fur lefquels VENETTE appuyoit fa théorie.

PARMI ces faits, que l'Auteur a placés dans fon Ouvrage, plufieurs peuvent avoir des fuites fâcheufes, lorfqu'ils font expofés aux yeux des hommes peu inftruits.

EN parcourant fon livre avec la plus légère attention, il eft aifé de fe convaincre de la futilité de plufieurs queftions qu'il a examinées très-férieufement.

ON a donc cru rendre quelque fervice au Public en lui offrant un traité fait dans les mêmes vues, mais préfenté différemment.

AFIN que l'on puiffe juger de la forme de ce nouvel Ouvrage, on expofe ici la marche que l'on a fuivie, & les motifs qui y ont déterminé l'Auteur. Ce n'étoit pas fans doute une petite difficulté que de porter un œil curieux dans la couche nuptiale, & d'en décrire les fecrets fans offenfer les oreilles chaftes. On a fait tout ce qui a été poffible pour rendre cet Ouvrage utile & décent.

APRÈS l'Introduction, dans laquelle on démontre la nécessité , vu les circonstances actuelles d'un ouvrage sur le Physique de l'Amour , on fait l'histoire des *Tempéramens.* La plupart des hommes n'ont que des notions fausses sur leur constitution : pouvoit-on mieux commencer que par un examen scrupuleux à l'aide duquel chaque individu sache apprécier ses facultés physiques relativement au mariage.

Le II.e Chapitre contient des Réflexions sur le Tempérament , relatives au célibat. Il peut être regardé comme une suite du premier. En les réunissant , chaque homme saura s'il doit prendre une épouse , ou si sa constitution l'écarte des douceurs du mariage.

Il étoit nécessaire que ces deux Chapitres fussent suivis de ceux dans lesquels on examine les remèdes que l'on croit capables de domter l'Amour , & les moyens qui , au contraire , excitent cette passion. On avoit à combattre les préjugés accrédités de tout temps , & auxquels Venette avoit donné un nouveau poids dans son ouvrage;

On s'eſt étendu dans le III.ᵉ Chapitre, ſur les *Narcotiques*, l'*Agnus-caſtus*, le *Nénuphar*, le *Camphre*, le *Nitre*, &c. que l'on a donnés comme capables d'anéantir, dans les hommes, juſqu'au ſentiment de l'Amour.

Dans le IV.ᵉ on examine le *Scinc-marin*, le *Satyrion*, le *Borax*, les *Mouches Cantharides*, l'*Opium*, &c. enfin les ſubſtances que l'on croit capables d'exciter vivement l'homme au phyſique de l'Amour, & que l'on a nommé *Aphrodiſiaques*. C'eſt d'après les obſervations des plus célèbres Médecins qu'on a parlé de ces ſubſtances, & qu'on a démontré les effets funeſtes qu'elles peuvent produire.

Au Chapitre V.ᵉ on traite de l'*Impuiſſance*. On y entre dans le détail de ce qui peut la cauſer, & on indique les moyens qui peuvent la guérir, lorſqu'elle en eſt ſuſceptible. Ce Chapitre eſt intéreſſant par l'énumération des différentes cauſes qui peuvent rendre l'homme impuiſſant, & par des obſervations ſingulières ſur cette maladie.

Le *Congrès* devoit ſuivre naturel-

lement l'impuiſſance ; c'eſt la matière du VI.ᵉ Chapitre. On y donne
l'hiſtoire de cette ſingulière coutume, & les moyens dont on s'eſt
ſervi pour l'abolir.

La *Stérilité* fait l'objet du VII.ᵉ
& dernier Chapitre de la première
partie. On a appliqué cette maladie aux deux ſexes , parce qu'en
effet, l'homme ſans être impuiſſant, peut être ſtérile. En conſidérant cette maladie ſous ce point
de vue, on a eu occaſion de s'é-
tendre ſur ce qui pouvoit la produire , & ſur les moyens indiqués
par les plus célèbres Médecins pour
parvenir à féconder l'union des
ſexes. On a même propoſé quelques
moyens qui avoient échappés aux
recherches des hommes qui, juſqu'à
préſent, ont traité cette matière.
On n'a pas négligé les obſervations
des maîtres de l'art , relatives aux
objets de ce Chapitre.

On peut dire que les détails contenus dans le premier volume , ſont
l'hiſtoire de l'Amour dans la ſociété. Les différens *Tempéramens ,*
les *Aphrodiſiaques* , les *Anti-aphrodi-*

ſiaques, l'*Impuiſſance*, la *Stérilité*, ne font pas dans la Nature. C'eſt à la feconde partie que commence l'hiſtoire de l'Amour proprement dit.

LE premier Chapitre traite du *Mariage*. (il ne feroit pas difficile de démontrer, par l'exemple même de beaucoup d'animaux, que l'union du mâle & de la femelle, pendant un certain temps, eſt dans la Nature).

DANS le fecond Chapitre, on expofe les *Coutumes de quelques Nations dans la Cérémonie du Mariage.*

Le III.ᵉ Chapitre a pour objet les *Influences du Mariage fur la Santé.* Après avoir établi dans le premier Chapitre les douceurs qui réfultent de l'union des cœurs, on expofe dans celui-ci combien l'union des fexes influe fur la fanté, foit en bien, foit en mal. Des obfervations curieufes fe réuniſſent pour démontrer cette vérité, que des hommes modérés dans leurs plaifirs y ont trouvés des remèdes à leurs indifpofitions, tandis que d'autres, en fe livrant trop à la volupté, en ont été les victimes.

LES Chapitres IV & V, traitent *des Parties qui dans les Sexes fervent à la Génération.* Les détails anatomiques étoient abfolument néceffaires pour mettre le lecteur à portée d'entendre ce que l'on avoit à dire de la puberté, de la virginité, des hermaphrodites, de la génération, &c.

La *Puberté* eft le fujet du VI.ᵉ Chapitre. Les objets qu'il renferme font non-feulement capables de fatisfaire la curiofité fur les phénomènes que préfente l'économie animale à cette époque, mais on doit le regarder comme inftructif fur la manière dont on doit fe conduire envers les jeunes gens qui commencent à fentir les premières impreffions de la Nature.

Le Chapitre VII, qui commence la III.ᵉ partie de cet Ouvrage, traite de la *Virginité*, & préfente dans les coutumes de quelques peuples un tableau des égaremens de l'efprit humain. On y voit encore, par l'expofition des fentimens de ceux qui ont traité cette matière, de quelle conféquence il eft pour l'humanité, que l'ignorance & la témérité ne foient point admis à dépofer fur ces objets, lorfqu'il s'agit de les conftater dans les Tribunaux

La Liqueur séminale dans les hommes, & le *Flux périodique* dans les femmes, sont deux signes qui annoncent la puberté. On est entré dans des détails sur ces deux objets, qui font la matière des VII.ᵉ & VIII.ᵉ Chapitres: ce qu'on avoit à en dire étoit trop étendu, pour qu'on ait pu le placer au Chapitre VI.ᵉ dont ils doivent être regardés comme le complément.

La *Génération*, ce mystere que la Nature voile à nos yeux, & sur lequel on n'a que des conjectures, est traitée au VIII.ᵉ Chapitre. Il est triste de n'avoir que des hypothèses à donner sur un objet qui intéresse tant les Physiciens; on a exposé rapidement quelques systêmes sur la Génération, & les réflexions dont on les a accompagnés feront voir le plus ou moins de confiance que l'on doit avoir en ces systêmes.

Les encouragemens que l'Auteur a reçu, l'ont engagé à donner ses soins à cette nouvelle édition, & à rendre l'Ouvrage digne, autant qu'il lui a été possible, de l'accueil que le Public a bien voulu lui faire.

INTRODUCTION.

INTRODUCTION.

Le Plaisir est fils de l'Amour,
Mais c'est un fils ingrat qui fait mourir son
père. (a)

C'EST avec douleur que j'attribue
au Plaisir la plus grande partie
des maux qui nous assiégent. L'Amour,
présent que la Nature fait aux hommes
pour leur félicité, sème souvent d'épi-
nes le cours d'une vie languissante &
malheureuse. Nous voulons que le plaisir nous accompagne sans cesse ; il n'est
plus pour beaucoup d'hommes un dé-
lassement de leurs travaux. Tandis que
les uns appellent inutilement la volupté
qui les fuit , d'autres lui sacrifient avec
une ardeur excessive, des beaux jours
qu'ils obscurcissent dès leur aurore. Cette dernière classe n'est pas long-temps
un objet d'envie pour la premiere: bientôt elles se réunissent & ne forment
qu'une masse d'hommes inutiles, dont
les regrets ne peuvent soulager la so-

______

(a) Pannard.

1. Partie.   A

ciété, à laquelle ils font à charge.

La Nature a toujours les mêmes attentions pour nous. Si les hommes ne font plus ce qu'ils devroient être ; s'ils ne produifent que des avortons chétifs ; fi l'efpèce dégénère enfin, ne nous en prenons qu'à nous-mêmes, à notre intempérance, à nos déréglemens. Un homme qui s'eft livré avec fureur & enthoufiafme à ce qu'on appelle la *jouif-fance*, avant l'époque marquée par la Nature, donnera naiffance à des enfans, qui mourront prefque en naiffant, ou qui, s'ils parcourent une partie de leur carrière, laifferont après eux des defcendans foibles, maladifs, plus occupés du foin de foutenir leur fragile exiftence, que de l'efpoir de laiffer une nombreufe poftérité.

Si nous obfervons la maffe des individus que forme quelques Nations Européennes, quel fpectacle impofant ! Les campagnes offrent de toutes parts de nombreux cultivateurs, dont les bras robuftes arrachent à la terre fes productions : entaffés les uns fur les autres, une quantité innombrable de citoyens habite les grandes villes, & leur activité, soit pour le travail, soit pour le plaisir, fait un spectacle enchanteur; une jeunesse courageuse & bouillante, formée à l'art cruel de la guerre, sacrifiant ses jours pour servir la patrie.... voilà l'idée que prendroit d'une nation, un homme transporté des déserts de l'Afrique en Europe. Si cet homme ne se laisse pas séduire par les apparences ; si au premier coup d'œil, il en ajoute un second, plus réfléchi, plus philosophique, qu'appercevra-t-il ? La bonne opinion qu'il avoit prise du peuple qu'il examine, s'évanouira à mesure qu'il aura sçu décomposer l'espèce pour s'attacher à l'individu. Notre observateur verra dans les campagnes des hommes que la Nature avoit fait robustes, mais qui dégénèrent insensiblement. Ceux qui habitent les grandes villes, ne seront plus à ses yeux que des êtres infortunés sur lesquels la Nature jette encore de temps en temps un regard tendre qu'ils ne veulent pas appercevoir. Il verra sortir de ces villes, des hommes efféminés, déjà vieux au printemps de leur âge ; il les verra traîner sous les drapeaux de Mars les infirmités qu'ils doivent à l'Amour.

A 2

INTERROGEONS les Médecins; demandons leur ce qu'ils penfent de l'état actuel de l'efpèce humaine, relativement à fa conftitution phyfique. Tout dépérit, répondront-ils ; une partie des hommes eft languiffante, parce que ces hommes font efféminés, qu'ils abandonnent volontairement leur tête aux vapeurs, aux maladies de l'imagination. Une autre partie eft réellement malade, & elle feroit la plus à plaindre fi fes maux n'avoient pour caufe les défordres du libertinage.... Mais ceux qui ont le plus de droit à notre compaffion, ce font les hommes infirmes qui portent la peine des fautes de leurs pères.

CETTE claffe eft plus nombreufe qu'on ne l'imagine : elle comprend non-feulement les triftes victimes d'un mal honteux, mais auffi ces enfans infortunés qui doivent leur naiffance aux derniers efforts d'un tempérament épuifé. Elle comprend encore, cette claffe immenfe, les individus malheureux, dont les membres flétris & difformes, prouvent la lubricité de leurs pères ; cette lubricité cruelle qui renverfe les ftatuts de la Nature dans une fonction auffi fim-

ple que refpeĉtable, pour jouir des plaifirs de l'amour dans des circonftances
délicates & fans aucun ménagement
pour la poftérité.

D'APRÈS cet expofé, conviendra-
t-on, qu'en effet, l'efpèce humaine a
dégénéré en Europe ? Ecoutera-t-on
avec une forte de complaifance, fondée
fur l'amour-propre, la voix de quelques hommes qui flattent nos paffions, en
répétant que nous valons phyfiquement
nos Aïeux ? Un coup d'œil jeté fur
les hommes de nos jours s'oppofera à
ce qu'on ne croie ce qu'ils nous difent.... Nous avons vu ce qu'il réfulte
de l'examen des peuples exiftans, jetons un regard fur ceux qui les ont pré-
cédés. Les Allemands font encore une
nation robufte, qui furpaffe peut être
par fa conftitution les autres qui habitent l'Europe ; mais fa force répond-
t-elle à l'idée terrible que Tacite nous
donne de ces vigoureux Germains,
qu'il décrit avec tant d'énergie ! Dans
les peuples d'Italie, on ne reconnoît
plus leurs infatigables ancêtres.... Les
François reffemblent encore à leurs
illuftres Aïeux par leur courage & leur
ardeur dans les combats, mais leur

conftitution..... C'eft affez la faire connoître, en difant que le célèbre Linnæus a fait un tableau touchant des
maux qui affligent l'efpèce humaine,
& caufent fa dégénération en Suède,
& que les Suédois font appellés les
François du Nord. (*a*)

» Qu'on life attentivement l'Hif-
» toire, dit M. de Balexferd (*b*), ...
» on y découvre par comparaifon en
» mille endroits cette vérité , que
» l'efpèce humaine a beaucoup dégé-
» néré. Si l'on vifite les arfenaux on en
» trouvera la démonftration, en ma-
» niant ces pefantes armures offenfi-
» ves & déferfives dont nos pères fe
» fervoient dans les armées. Quand
» on examine ces belles Statues anti-
» ques de grandeur naturelle, on y
» remarque que, dans la même pro-
» portion , avec d'autres traits qui

[*a*] *Nutrix noverca.* (La Nourrice marâtre.) La
Satyre que M. Linnæus fait du luxe & des maux
qu'il entraîne, en commençant fa Differtation, fait
auffi celle de nos mœurs , puifqu'il fe plaint amè-
rement des ufages & des modes que fes Compatriotes ont empruntés des François , & qu'il leur
attribue des effets bien capables d'influer fur les
générations futures.

(*b*) *Differtation fur l'Education phyfique des
enfans* , 1765. *I.* époque.

» n'ont pu changer, comme les yeux,
» la bouche, &c. elles ont toutes le
» cou plus large & plus fort, les bras
» plus gros, les jambes mieux four-
» nies, le tout enſemble plus muſclé,
» en un mot, elles ont un caractère
» de virilité, que nos habiles Statuai-
» res ne donneroient pas aujourd'hui
» ſans outrer la Nature. Peut-être,
» ajoute M. Balexſerd, que ſi ces cé-
» lèbres Artiſtes ſe tranſportoient dans
» quelques montagnes de la Suiſſe,
» ils y trouveroient plus qu'ailleurs,
» de ſemblables originaux ; mais quoi-
» qu'il en ſoit, & ſans remonter ici
» à un temps auſſi reculé que celui des
» Grecs & des Romains, il paroît
» très-conſtant que l'eſpèce humai-
» ne dégénère inſenſiblement en Euro-
» pe. »

M. Balexſerd entre dans quelques
détails ſur les cauſes & les circonſtances auxquelles on peut attribuer cette
dégénération, & ſi je n'étois obligé de
me reſtreindre à mon objet, il me ſeroit facile, en y donnant quelqu'exten-
ſion, de démontrer que toutes ces cauſes peuvent être rapportées au luxe, à
la molleſſe, & par conſéquent à la dé-

pravation des mœurs qui en eſt une ſuite néceſſaire.

L'ÉDUCATION, cet objet intéreſſant qui occupe aujourd'hui tant de zélés citoyens, devroit s'attacher pour le moins, autant au phyſique qu'au moral ; & ce n'eſt point par l'éducation des enfans qu'il faudroit commencer, mais par celle des pères, ſi je peux m'exprimer ainſi. En vain vous vous attacherez à former un tempérament robuſte à votre fils, ſi vous n'y avez penſé même avant ſa conception. S'il eſt né foible & délicat, les ſoins que vous vous donnerez pour le rendre un peu agreſte influeront beaucoup ſur ſa conſtitution, mais ne la changeront pas entièrement. C'eſt à vous, hommes, qui voulez remplir les devoirs de la ſociété, qui voulez lui être utiles en y ajoutant de nouveaux individus, c'eſt à vous, dis-je, à examiner ſi vous en êtes dignes. Ne vous arrêtez pas à ces éclairs de tempérament qui s'élancent avec les premiers feux de la puberté..... Jeune homme, la Nature prépare en vous des germes pour la poſtérité, mais ne vous hâtez pas de les faire éclorre.

Imitez - là, cette Nature qui prépare de nouveaux plaifirs à vos fens : les boutons tendres & délicats qui percent l'écorce d'un arbriffeau fe montrent peu à peu ; infenfiblement ils s'épanouiffent, les fleurs paroiffent.... Elles fe flétriffent fi une main facrilége y touche ; & les fruits qui devoient leur fuccéder....... N'y penfez plus jeune homme, tout eft perdu.

Vous, en qui l'habitude de jouir a rendu le plaifir néceffaire, vous à qui le libertinage & la débauche ont tenu lieu de volupté, vieillard impuiffant qui voulez encore jouir ! ne faites plus accroire qu'une chaleur vive circule dans vos veines ; n'épuifez pas les foibles reffources de la pharmacie & du charlatanifme pour réveiller des fens affoupis par des jouiffances exceffives & prématurées : ne confultez pas vos defirs, mais la Nature & vos forces ; fi vous pouvez être utile à la fociété, ce n'eft point en lui donnant des hommes, qui dès le printemps de leur âge, annonceront la vieilleffe & la décrépitude.

Qu'on ne croie pas que je veuille bannir l'amour du cœur de la plupart des hommes : je défirerois au contraire que tous puſſent en goûter les douceurs ; mais en même temps, mes vœux feroient remplis, ſi en expoſant le tableau des vrais plaiſirs, les ſeuls avoués par la Nature, je pouvois faire abhorrer les débauches dangereuſes dont les ſuites font ſi cruelles. Je gémis en jetant les yeux ſur cette foule d'hommes libres, qui outragent la ſociété en gardant un célibat volontaire pour s'égarer dans un cercle de vaines ſpéculations..... Mais quels regards d'indignation ne doit-on pas jeter ſur les hommes qui ne reſtent iſolés au milieu de la ſociété, que pour n'avoir aucun frein qui puiſſe retenir leurs paſſions ! Ils en font punis plus avancés en âge ; mais les maux dont ils font accablés alors, vengent la Nature ſans réparer ſes pertes.

Je me croirois heureux, ſi l'Ouvrage que je préſente aux hommes de tous les âges, pouvoit produire quelque bien, en mettant ſous leurs yeux des vérités que les circonſtances actuelles obligent de développer.

Assez d'hommes éloquens ont élevé leurs voix contre les vices qui déshonorent l'humanité, mais le cœur de l'homme ne pourroit - il pas être comparé à ces substances malléables qui s'endurcissent sous le marteau ? Combien de déclamations contre le crime destructeur qui tue une partie des jeunes gens ! Ont-elles produites jusqu'à présent, par les menaces qu'elles emploient, la révolution que vient d'opérer le célèbre Tissot par son excellent traité de l'*Onanisme* ? (a) D'où viennent ces effets différens ? C'est, j'ose le dire, parce que la plus grande partie des hommes ne sont sensibles qu'aux maux présens. M. Tissot a effrayé les débauchés en jetant sous leurs pas les victimes du libertinage & de la corruption : ceux à qui il s'adressoit ont frémi d'horreur, lorsqu'il leur a fait entendre les gémissemens des malheureux qui imploroient des secours souvent inutiles. On a vu de jeunes personnes de deux sexes conduites aux portes du tombeau par la masturba-

------

(a) *L'Onanisme, Dissertation sur les maladies produites par la Masturbation*, III.e édition, Lausanne 1764. Cet Ouvrage, un des meilleurs qui ait paru depuis long-temps, doit être regardé comme nécessaire dans l'éducation : il est devenu en Allemagne un livre classique, & il est à souhaiter qu'il le devienne par-tout.

tion , appeller la mort comme le terme de leurs souffrances. Alors l'impreſſion terrible que firent des tableaux auſſi lugubres , peint par un grand maître , agit efficacement ſur les Lecteurs. Un autre Médecin , ami de l'humanité , marchant ſur les traces du célèbre Médecin de Lauſanne , fit paroître un Ouvrage dans le même genre , & qui a pour objet les égaremens ſolitaires dans leſquels tombent de jeunes filles que la violence du tempérament porte au déſordre. (*a*) Puiſſe le Traité de la *Nymphomanie* produire autant de bien que celui de l'Onaniſme !

ANIMÉ du même zèle qui produiſit ces deux Ouvrages , mais privé des lumières & des talens qui en diſtinguent les Auteurs , j'offre le mien au Public comme le fruit des réflexions que j'ai faites ſur le phyſique de l'Amour conſidéré dans le Mariage.

ON y verra les gradations que la Nature obſerve pour amener l'enfance à la puberté ; & en conſidérant les

______

(*a*) *La Nymphomanie* , ou *Traité de la fureur Utérine* , &c. &c. par M. D. de Bienville , Docteur en Médecine , 1771.

précautions qu'elle a prife pour que ce changement ne faffe pas de trop fortes impreffions fur les corps , il fera facile de conclure que la Nature ne nous a pas deftinés au mariage dès l'inftant que nous nous en croyons capables. Si les jeunes gens peuvent s'attacher à cette vérité , l'efpèce humaine aura fait un pas vers la perfection.

La Religion , les loix mêmes , nous obligent de regarder comme illicites les plaifirs que les hommes fe procurent lorfqu'ils ne font pas autorifés par le mariage ; mais fans avoir befoin de ce que la Religion & les loix prefcrivent à cet égard , les lumières de la raifon devroient fuffire pour nous guider. Quels contraftes que les plaifirs purs d'un homme vivant au fein de fa famille, heureux par lui-même , heureux par fa femme & fes enfans, oppofés aux jouiffances imparfaites & dangereufes du célibataire !

Lorsque l'homme & la femme s'uniffent par le lien facré, refpecté de prefque toutes les Nations, (excepté de celles qui font civilifées) le but de cette union eft de donner le jour à des enfans. Cette fonction augufte n'eft ſouvent pas facile à remplir : les hommes de l'art ſavent qu'il ſe trouve des obſtacles, quelquefois invincibles, qui s'oppoſent à la génération, mais ce n'eſt point aſſez. Il réſulteroit un grand bien, ſi chacun avant de prendre les liens de l'hymen ou ſe deſtiner au célibat, ſavoit à quoi s'en tenir ſur ſon tempérament ; & c'eſt ce qu'on a tâché de développer & de mettre à la portée de tous les hommes, qui verront auſſi les moyens avoués par la Religion & la Nature pour rectifier pluſieurs défauts, formant autant d'obſtacles à la jouiſſance & par conſéquent à la génération.

Sɪ je n'écrivois que pour les hommes éclairés, je n'aurois pas pris la peine de parler des ſuperſtitions qui déſolent des époux en troublant leurs plaiſirs : ces phantômes de l'imagination ont encore quelque crédit chez le peuple, & il eſt eſſentiel de les combattre.

Iʟ feroit inutile que je cherchaſſe à me juſtifier aux yeux de quelques ames timides, d'avoir traité le ſujet préſent. Je ne pourrois que répéter ce que l'on trouve dans la préface que Venette a mis à la tête de son *Tableau de l'Amour Conjugal*: ouvrage qu'il prétend propre à éclairer les *jeunes gens*, les *Vieillards*, les *Théologiens*, les *Casuistes*, les *Confesseurs*, les *Juges*, les *Philosophes*, les *Médecins*, les *Femmes*, les *jeunes Filles*, les *Abbés*, les *Débauchés*. MM. Tissot & de Bienville, dans la préface qu'ils ont placé à la tête des deux Traités dont j'ai parlé plus haut, ont exposé avec tant de vérité les raisons qui les leur ont fait entreprendre, que je ne pourrois rien dire après eux, pour démontrer que dans un siècle éclairé, mais corrompu, on doit attaquer les vices avec force. *(a)*

(a) Voyez la préface du *Tableau de l'Amour Conjugal*, page 11 jusqu'à la page 22.

Voyez aussi la préface qui est à la tête de l'*Onanisme*, pages 7, 8, & suivantes; & l'avant-propos de la *Nymphomanie*, pages 4, 5, & suivantes, de l'édition *in-8*.

DE L'HOMME
ET
DE LA FEMME.

CHAPITRE PREMIER.

Des Tempéramens.

LEs livres sacrés nous étonnent quelquefois par les passages qui nous donnent une idée de la multiplication de nos premiers pères : quelle fécondité, que celle des enfans de Jacob en Egypte ! Je crois qu'alors la Médecine, (car cette science commença avec le monde,) ne connoissoit pas ces divisions & ces variétés infinies de tempéramens, que le

luxe

luxe, la molleſſe, la débauche ont introduit parmi nous.

CETTE diſpoſition particulière du corps, produite par la combinaiſon des principes dont il eſt compoſé & qu'on nomme tempérament, influe beaucoup ſur les fonctions de l'ame & du corps, & on eſt perſuadé que dans le phyſique de l'amour, le tempérament joue le principal rôle. De-là, on eſt convenu que tel homme ou telle femme d'un tempérament donné, étoient peu propres à la génération ; tandis que d'autres par une nuance de couleurs plus ſombres, des yeux plus animés, un extérieur plus vif, font croire que ſemblables à ces hommes vigoureux qui ont peuplé la terre, ils pourroient réparer les déſordres d'un nouveau déluge. Ces aſſertions générales, que l'on tire à l'inſpection des hommes, ſont aſſez ſouvent démenties par des cas particuliers, & c'eſt ce qu'il eſt eſſentiel de démontrer, dans un Ouvrage qui traite de l'Amour avoué par l'Hymen, & non de l'Amour conſidéré comme une paſſion ardente, impétueuſe, qui n'ayant d'autre but que le plaiſir, le cherche dans des jouiſſances *égoïstes* fur lefquelles l'Hymen n'ofe jeter les yeux.

PARMI le grand nombre d'explications que nous ont donné les anciens & les modernes fur ce qui conftitue le tempérament, il eft affez difficile d'en faifir une qui fatisfaffe entièrement. Voici celle qu'en donne un illuftre Médecin. (a)

» Les parties folides, dit-il, ont
» une force élaftique par laquelle elles
» tendent à fe refferrer ou à fe rac-
» courcir lorfqu'elles fouffrent quel-
» ques extenfions ; nos vaiffeaux di-
» latés par le fang qu'ils reçoivent dans
» le moment de la diaftole, (b) ten-
» dent , indépendamment de leur ac-
» tion organique , à fe contracter par
» le reffort de leurs parois ; ainfi leur
» reffort & leur action organique for-
» ment une double force qui agit dans
» la contraction des vaiffeaux. Plus la
» force élaftique des parois des vaif-
» feaux eft confidérable , plus elle

____

(a) M. Quefnay , *Economie animale.*

(b) On nomme ainfi l'état du cœur, lorfque fes cavités font dilatées ; la fiftole eft au contraire la contraction des parois qui forment ces mêmes cavités.

» s'oppofe à la dilatation , & plus elle
» contribue à la contraction des vaif-
» feaux. On doit être fort attentif à
» ce reffort ; car il contribue beau-
» coup , felon qu'il a plus ou moins
» de trait , & felon qu'il eft plus ou
» moins excité , à varier & à modi-
» fier le jeu des vaiffeaux. On peut
» remarquer facilement ces différens
» effets du reffort dans un arc ; car un
» arc plus ou moins roide , plus ou
» moins grand , plus ou moins tendu ,
» varie beaucoup le jet de la flèche ,
» indépendamment même de la force
» plus ou moins grande de celui qui
» met fon reffort en action. Ainfi les
» effets des vaiffeaux ne doivent pas
» être les mêmes dans ceux qui ont
» des vaiffeaux fort amples , que dans
» ceux qui les ont ferrés : dans ceux
» dont les parois des vaiffeaux font
» fermes ou roides , que dans ceux où
» elles font molles & fort amples :
» dans ceux où les parois ont beau-
» coup d'élaſticité , que dans ceux où
» elles en ont peu : dans ceux où l'ac-
» tion de ces parois eſt forte, que dans
» ceux où elle eſt foible. »

DE toutes ces variétés , qui font ſi

remarquables dans les hommes , M. Quesnay, fait venir les différens tempéramens qui apportent tant de diversité dans les facultés mécaniques, animales & intellectuelles Mais en admettant le sentiment de l'illustre Médecin que je viens de citer , il ne faut pas croire qu'il faille renoncer totalement aux humeurs, qui selon les anciens & la plupart des modernes, constituent les variétés des tempéramens : les solides n'acquièrent la force ou la foiblesse , la roideur ou la mollesse , le plus ou moins d'élasticité, &c. que par l'effet que produisent sur eux les fluides qui les mettent en action. Ainsi on retrouvera toujours dans les hommes sanguins un tempérament chaud & humide ; ceux chez qui la bile domine seront chauds & secs ; les pituiteux ou flegmatiques seront froids & humides, & ceux que les anciens nommoient mélancoliques, seront d'un tempérament froid & sec. De la différence de ces tempéramens naît une plus ou moins grande aptitude aux plaisirs.

CE n'est pas seulement sur l'individu que l'influence du tempérament opère ;

elle agit en quelque forte fur l'efpèce, ou du moins fur les defcendans de cet individu. Nous verrons dans la fuite de cet Ouvrage, que les attentions que l'on a d'affortir les alliances relativement aux idées reçues dans le monde, ne devroient pas tant occuper, qu'on n'apporte auffi quelque foin à affortir les conftitutions, en écartant celles dont l'union peut être préjudiciable pour les fruits qui doivent en fortir. En propofant d'affortir les tempéramens, ce n'eft pas dire, qu'il faut donner à un homme une compagne dont la conftitution feroit analogue à la fienne exactement ; il en réfulteroit des inconvéniens qui font développés ailleurs. L'union de deux perfonnes mélancoliques, par exemple, feroit funeftes aux enfans qui en naîtroient ; on en a des exemples. Souvent même il a fuffi que l'un des d'eux fût de ce tempérament pour opérer de mauvais effets. Quoique ce ne foit pas ici le lieu où je doive entrer dans certains détails, l'obfervation donnée par M. de la Barre, Médecin à Lille, m'a parue trop frappante pour être omife ici. Elle fera voir du moins, quelle

influence a le tempérament fur la multiplication de l'efpèce, & ce qu'il peut
influer auffi fur l'un des époux ; à quel
point il peut enfin altérer une bonne
conftitution. M. de la Barre parle
d'une fille âgée de vingt ans, jouiffant
d'une fanté parfaite, qui s'étant mariée à un homme à peu près du même
âge, mais qui felon tous les fignes, étoit
fort mélancolique, eut au bout de trois
femaines la fièvre quarte, & quelque
temps après devint groffe. Elle porta
cette fièvre durant toute fa groffeffe,
& lorfqu'elle accoucha au terme ordinaire, elle étoit même dans l'accès. Elle fut délivrée de fon fruit
& de la fièvre, mais la fille dont elle
accoucha prit cette fièvre qui la con-
duifit au tombeau à vingt-deux mois.
M. de la Barre qui avoit vu cet enfant dans une grande maigreur, le ventre extrêmement tendu & dur, voulant connoître la caufe de cette dureté,
trouva, après fa mort, que la tumeur
qui fe faifoit voir & fentir depuis l'hy-
pocondre gauche jufqu'à l'aine du même côté, n'étoit autre chofe que la
rate qui occupoit tout cet efpace, &
pefoit neuf onces. (a)

____

(a) Voyez *République des Lettres*, Juillet 1687.

JE me reſtreins à cette obſervation, forcé de ménager les hommes délicats, pour qui l'image de la mort eſt tou-jours déſagréable........ Jetons un coup d'œil ſur les quatre principaux tempé-ramens, les ſeuls qu'on peut ſuivre avec une certaine exactitude ; & en écartant ce qu'il y a d'étranger à no-tre objet, donnons une idée des fa-cultés que chaque individu, relative-ment à ſa conſtitution, peut avoir pour la propagation de l'eſpèce.

Du Tempérament Sanguin.

Un corps ferme & vigoureux, une phyſionomie animée, les yeux ordi-nairement bleus, des chairs qui ne ſont ni trop fermes ni trop molles, la peau ſouple & unie, une couleur vermeille, de l'embonpoint, des cheveux blonds ou châtains, des membres ſouples & agiles, peu propres néanmoins aux tra-vaux pénibles & continus, des veines bleues, amples & tendues, dans leſ-quelles le ſang circule avec facilité ; ſont les ſignes qui annoncent l'homme ſanguin.

CELUI qui eſt de ce tempérament

a dans toute l'habitude du corps une
chaleur douce, & des defirs ardens
qui annoncent fon goût pour les plaifirs, où le portent encore une gaieté
naturelle, une imagination féconde,
& beaucoup de penchant pour la fociété. Il exerce toutes fes fonctions
avec une facilité admirable, & la tranfpiration fur-tout fe fait aifément. Cette
fecrétion, qui influe fur la fanté beaucoup plus que ne le croit le commun
des hommes, eft ce qui conftitue le
bon état des perfonnes du tempérament fanguin : elle entretient l'égalité
du pouls, la vigueur du corps, une
douce chaleur, un fommeil tranquille,
pendant lequel on eft bercé par des
fonges légers & gracieux, qui à l'inftant du réveil offrent la riante image
du bonheur, ou la perfpective du plaifir. Si les occupations de la veille influent fur ce qui fe paffe durant le
fommeil, il n'eft pas moins conftant
que l'imagination agréablement flattée
par les fonges, répand l'enjouement,
la douceur, la vivacité fur celui dont
le fommeil n'eft qu'une fuite de tableaux agréables. Auffi n'eft-il point
étonnant que l'homme fanguin foit
naturellement

naturellement doux , sensible , enjoué, vif , & que son inclination le porte sans cesse vers les plaisirs de l'amour & ceux de la table ; plaisir qu'il rend d'autant plus piquant , qu'il paroît être destiné à les embellir.

Doué de talens aussi séducteurs , l'homme sanguin ne paroîtroit-il pas devoir exclure des mystères de l'amour les hommes qui n'ont pas le bonheur de réunir autant d'avantages ? Il aime avec beaucoup de délicatesse ; ce n'est point toujours la soif ardente des plaisirs qui le porte à les rechercher ; le cœur agit en lui aussi vivement que l'instinct. Plus sensible à une passion délicate qu'aux plaisirs destructeurs de la débauche , il devroit donc régner seul dans le cœur des femmes qui savent unir la décence aux charmes de la société. Mais les *titillations* voluptueuses qui agitent assez fréquemment l'homme sanguin , le rendent peu redoutable auprès des femmes qui savent se défendre ; il veut , comme César , voir & vaincre en un instant. Par la même raison qu'il est plus propre à faire des connoissances que des amis , il trouve

I. Partie. C

plutôt à satisfaire fes défirs dans l'i-
vreffe d'une paffion rapide & fouvent
fans conféquence, qu'au milieu des
plaifirs myftérieux d'un amour cimenté
par des rapports & des liaifons qui ne
s'accordent pas toujours avec fa vivacité, fon indifcrétion & fon in-
conftance.

ON peut juger d'après cette efquiffe,
que l'homme fanguin eft fenfible en
amour, mais étourdi ; qu'il n'aime pas
la réfiftance, qu'il s'emporte aifément
& fe calme de même ; que femblable
au papillon, il voltige fur la première
fleur qui s'offre à fa vue, mais qu'il s'y
arrête peu. Le vif éclat de la rofe peut
bien fixer un inftant le papillon au
milieu de fon vol ; mais fi jaloufe des
autres fleurs, elle veut le retenir, il
faut qu'elle ouvre fon fein aux careffes
de cet inconftant ; elle jouit du bonheur de le voir palpiter par l'excès du
plaifir, elle le partage...... L'agitation
& les tranfports de fon amant paroiffent lui jurer la tendreffe la plus vive &
la plus durable..... Fleur charmante !
employez tout pour captiver celui qui
cherche à s'échapper. Une douce langueur eft déjà répandue fur fes fens

bientôt l'ennui y fuccédera..... Vous voulez le retenir ? Il n'eſt plus temps ! Plus beau qu'il n'a jamais été, il agite doucement ſes ailes & cherche à ſe dégager. Il n'a point épuiſé tout ſon amour, il vole avec empreſſément vers une autre fleur pour lui faire partager ſes plaiſirs. Mais ne craignez pas d'être mépriſée ; il eſt inconſtant, mais il eſt bon. Peut-être va-t-il venir renouer ſes engagemens ; ne vous refuſez pas à de nouvelles careſſes ; il eſt auſſi facile à rebuter qu'il eſt inconſtant.

On peut aiſément reconnoître l'homme ſanguin dans le papillon dont je viens de décrire le manége amoureux. Telle eſt ſa manière de ſe conduire en amour : il n'a pas pour les plaiſirs, cette force *athlétique*, dont la Nature a doué les hommes d'un tempérament bilieux ; mais réuniſſant ce que l'amour a de plus doux, ſes jouiſſances ne ſont point troublées par la jalouſie, cette paſſion funeſte qui précède quelquefois la fureur dans les hommes bilieux. Il eſt inconſtant ! Voilà ſon crime, qui deviendra plus tard ſon ſupplice. La bonté de ſa conſtitution n'eſt pas un titre pour vivre long-temps ; la vivacité, la ſenſibilité, & ſur-tout l'inconſtance, qui lui ſont propres, (car de-là naiſſent des deſirs toujours nouveaux & qu'il peut ſouvent ſatisfaire) abrégent ſenſiblement ſes jours (*a*).

DES hommes auſſi aimables pour la ſociété que ceux dont je parle, ne devroient-ils pas s'efforcer de conſerver juſques au bout de leur carrière les qualités du corps & de l'eſprit qui les font chérir ? La douceur, l'aménité, la gaieté qui conſtituent leur caractère, les rendroient précieux dans l'état de mariage, ſi leur inconſtance n'y jetoit que trop ſouvent la diſcorde. Les complaiſances, les tendres careſſes d'une épouſe ne pourroient-elles pas adoucir ce penchant, qui porte un homme à chercher des faveurs dont l'hymen rougit ? Je me repréſente avec ſatis-

____

(*a*) La facilité qué les perſonnes du tempérament ſanguin ont à faire uſage de leurs talens, ne doit pas leur en impoſer : les excès auxquels elles ſe livrent quelquefois, développent en elles le germe de pluſieurs maladies. Sans entrer ici dans un plus grand détail à ce ſujet, on peut dire que la triſteſſe, ſuite aſſez commune de l'attachement aux plaiſirs, devient une maladie très-grave chez l'homme du tempérament dont il eſt queſtion.

faction, une femme aimable, qui ayant ramené son époux au milieu de sa famille, par des attentions délicates qui, si j'ose dire, ont domté le tempérament, jouit de son bonheur, dont elle connoît toute l'étendue.

Du Tempérament bilieux.

Si l'on en excepte une taille avantageuse, un gros embonpoint, que n'a pas ordinairement l'homme bilieux, tout en lui annonce la force. Ses os sont gros & solides, les muscles bien marqués, ses chairs compactes ; sa peau aride & sèche est d'un rouge foncé, brune, olivâtre, & quelquefois noire; les poils qui la couvrent & les cheveux sont presque toujours noirs & crépus; son pouls est grand, vigoureux, brusque; il a les veines grosses, saillantes, le sang bouillant, la bouche grande, les lèvres desséchées, l'haleine chaude & forte, les yeux noirs & perçans.

Que l'on oppose ce tableau à celui que l'on a vu de l'homme sanguin, & il sera facile de juger ce que doit être en amour l'homme bilieux. Toutes les passions acquièrent ici une teinte plus forte ; c'eſt le théâtre où elles ſe montrent avec le plus d'éclat, parce qu'elles ne ſont tempérées ni par la gaieté, ni par l'enjouement, comme dans les perſonnes ſanguines. Leur colère, dit un Ecrivain moderne (*a*), eſt celle d'Achille, leur haine celle de Coriolan ; leur amour tient de la manie, & cette paſſion, à laquelle un tempérament preſqu'inépuiſable les porte ſans ceſſe, devient pour eux une affaire capitale. L'homme bilieux veut être aimé ſeul, parce que différent de l'homme ſanguin, il aime, ſinon avec conſtance, du moins avec une paſſion extraordinaire, & qu'il eſt le plus vigoureux des hommes. Il conſerve long-temps cette force ſupérieure ; il n'attend même pas qu'elle ſoit épuiſée pour devenir jaloux, injuſte, cruel (*b*).

(*a*) M. Clerc, *Hiſtoire Naturelle de l'Homme, conſidéré dans l'état de maladie. Vol. I.*

(*b*) La manière dont s'exécutent les fonctions naturelles de l'homme bilieux, ſuffiroit ſeule, & indépendamment du caractère conſtitutif, pour en faire des hommes peu concordans dans la ſociété. Ils mangent beaucoup, digèrent promptement à la vérité, mais outre la conſtipation qui leur eſt propre, le tiſſu de leur peau trop ſerré & compacte s'oppoſe à la tranſpiration. De-là vient qu'ils ont les urines abondantes & chargées, la bouche amère,

CHEZ les Nations policées, ces vices, prévenus par la sagesse des loix, ou adoucis par la nécessité des liaisons particulières, n'acquièrent pas ce degré excessif qui empoisonne les plaisirs & conduit au crime. C'est chez les peuples, dont les individus font presque tous du tempérament bilieux, que ces horreurs s'annoncent sous l'aspect de la grandeur & du pouvoir despotique.

L'AMOUR dans la Turquie, en Afrique, en Asie, est un tyran qui déchire les cœurs ; les plaisirs dont jouissent les hommes barbares qui habitent ces contrées font affoiblis par l'autorité : (il n'en faut pas en amour !) Les femmes qui servent à leurs jouissances, font des esclaves enfermées, victimes de la passion brutale qui agite le despote sous lequel elles tremblent, punies souvent de mort sur le soupçon d'une infidélité ; les gardiens dépositaires de leur vertu, ont été mutilés pour être

---

qu'ils dorment peu, & que leur sommeil, souvent interrompu par des songes effrayans, que produisent les passions excessives, ne doit pas laisser après lui l'état calme & tranquille qu'il procure aux hommes dont l'économie animale est agitée moins vivement.

affuré de leur continence....... Et les
tyrans qui commandent cette foule
d'efclaves iouiffent du vrai bonheur !...
Gardons-nous de le croire.

.... Quel bonheur honteux, cruel, em-
        poifonné ,
D'affujettir un cœur qui ne s'eft point donné ;
De ne voir en des yeux dont on fent les
        atteintes ,
Qu'un nuage de pleurs & d'éternelles crain-
        tes ;
Et de ne poff
éder dans fa funefte ardeur,
Qu'une efclave tremblante à qui l'on fait
        horreur ! (a)

Si la félicité naît de l'amour,
c'eft lorfqu'il eft dégagé de toute contrainte....... Le maître abfolu, qui n'a
qu'à vouloir pour être obéi, & dont
les efclaves reçoivent, au milieu du
trouble & de la crainte, des careffes
qu'empoifonne l'efclavage, ne connoît
pas l'amour. L'homme qui dédaigne
ou méprife les plaifirs d'une union
affortie, & cherche par caprice, plus
fouvent encore par ambition, des plaifirs en échange des richeffes, ne connoît pas non plus l'amour. — Eh !

(a) Voltaire , *Orphelin de la Chine* , Acte III,
Scène 4.

que m'importe ! dira-t-il, je connois le plaisir. — Vous !..... *Les hommes achetés valent moitié moins pour la gloire, & les femmes même pour le plaisir* (*a*).

Les talens supérieurs que les hommes bilieux ont pour la jouissance des plaisirs, ne sont pas infructueux ; ils sont de tous les hommes, les plus propres à la fécondité, s'ils s'exercent le corps en variant leurs occupations, s'ils peuvent adoucir les fougues de leur imagination, & sur-tout s'ils savent économiser leurs plaisirs. Toutes les femmes ne conviennent pas à l'homme bilieux, pour remplir le but qu'on doit se proposer dans l'union des sexes ; la femme sanguine est la compagne que doit prendre un homme dont les talens physiques s'annoncent à un degré éminent (*b*). En effet, celle - ci, plus modérée dans ses transports, remplit avec plus d'exactitude le vœu de la Nature. Mais si l'on parvient jamais à concevoir qu'il

------

(*a*) *L'ami des hommes.*

(*b*) Cette règle souffre quelques exceptions, & on les verra lorsque je traiterai de la *Stérilité.*

faut des rapports & des convenances
phyſiques dans le mariage, on ſe gar-
dera bien d'unir un homme bilieux,
avec une femme du même tempérament, je veux dire, avec la plus ardente de toutes les femmes. Ne dit-on
pas communément dans un proverbe
trivial, mais vrai, que le trop de vivacité s'oppoſe à la génération ? Et
néanmoins les hommes agiſſent comme
s'ils n'en croyoient rien. On a malheureuſement oublié, que c'eſt d'une union
aſſortie que naiſſent des enfans bien
faits & bien conſtitués. Que l'on uniſſe
un homme & une femme du tempérament dont il s'agit, je ne dirai pas
que leurs plaiſirs n'auront rien de piquant ; mais eſt-ce ſeulement pour
jouir que les ſens s'épanchent dans le
ſein de la volupté ? Les tranſports dans
cette union ſe ſuivent rapidement ; une
flamme dévorante rallume ſans ceſſe les
feux de l'amour ; la force de l'imagination, aidée par celle d'un tempérament robuſte, élève le couple heureux........ Heureux ! il ne le ſera pas
toujours : je vois une vieilleſſe pré-
maturée, engourdir, deſſécher les ſour-
ces du plaiſir,......... Je vois alors les

époux malheureux, rappeller la volupté qui les fuit, & pour combler leur infortune, ils font privés du plaifir fuprême de rendre à la Nature les careffes qu'ils ont prodiguées à l'amour. Epoux malheureux ! vous étendez vainement les bras, vous ne pouvez preffer contre votre fein, des enfans qui auroient fait la confolation, les délices de la vieilleffe qui vous glace.

Du Tempérament mélancolique.

On chercheroit prefque toujours inutilement la conftitution mélancolique parmi les enfans & parmi les vieillards, fur-tout à la campagne : elle fe manifefte avec toute fa force à vingt ou trente ans, & les mélancoliques ne vivent guère plus de cinquante ans. Ce tempérament peut être confidéré comme acquifitif, puifqu'on ne le trouve guère dans les campagnes : les villes peu confidérables n'en fourniffent pas beaucoup d'exemples ; mais malheufement pour le monde phyfique, on en rencontre à chaque pas, dans les grandes cités, où les hommes preffés étroitement les uns contre les autres, femblent fe difputer l'air qu'ils refpirent (*a*).

SI dans une Capitale, j'obferve avec attention, (non pas dans les places ni dans les promenades publiques, car les hommes mélancoliques fuient la fociété) fi j'obferve, dis je, les hommes qui s'offrent à ma vue, j'en verrai beaucoup de ce tempérament. Ils font aifés à reconnoître. Leur ftature eft grande ou moyenne, leurs cheveux font bruns ou noirs, leur vifage eft allongé; leurs yeux, grands & langoureux dans la jeuneffe, deviennent fombres dans un âge plus avancé; leurs joues feches, avalées, font recouvertes d'une peau rude, brûlée, noirâtre & quelquefois jaune. Leur corps eft grêle, leurs jam-

---

(*a*) J'aurai occafion de parler ailleurs des effets de l'air fur les Animaux; j'obferverai feulement ici qu'il eft prouvé que de 48000 pouces cubes d'air que l'homme refpire à chaque heure, il en abforbe 3692 pouces, & que vraifemblablement c'eft cet air qui paffe dans le fang, comme il a paffé dans le chyle, &c. Or, l'on voit de quelle néceffité abfolue il eft que les hommes ne fe *difputent* pas l'air, & que cet air foit pur & frais. On peut voir fur cet objet la *Phyfique expérimentale* de M. Defagulliers, tome II; l'excellente *Differtation* de M. de Sauvage, *fur les effets de l'air fur le corps humain*, II e partie, §. I. Le *Mémoire fur le danger des inhumations dans les Eglifes*, par M. Haguenot, &c.

bes & leurs cuiffes menues, leurs bras
& leurs doigts effilés. Les hommes de
ce tempérament font laids de vifage,
quoiqu'ils aient été beaux dans leur
enfance : ils ne nous paroiffent tels,
dans l'âge mûr, que par la maigreur,
des regards un peu farouches & la couleur de la peau.

Les femmes du tempérament mélancolique diffèrent effentiellement des
hommes de cette conftitution : leur
peau, quoique féche, eft beaucoup
plus belle ; leur démarche nonchalan-
te a été prife par quelques perfonnes
pour de la grace & de la majefté. Balzac
difoit en parlant d'une Nation où le
tempérament mélancolique eft dominant, *on croiroit que ce font des Rei-
nes qui ont époufé leurs efclaves.*

L'Homme mélancolique, eft un
dangereux féducteur auprès des femmes,
parce qu'il possède au suprême degré
l'art de faire illufion par fon éloquence.
Il a le ton perfuafif, & réuffit prefque toujours par le fublime de fon imagination. Il ne la dirige pas continuellement vers les plaifirs ; elle eft trop
vive, trop exaltée pour être tendue
avec uniformité : les actions héroïques,

les conquêtes, les entreprises qui paroissent surpasser les forces humaines sont de son ressort; mais aussi par un contraste singulier, les ambitieux, les hérésiarques, &c. ont tous été des mélancoliques.

Ces hommes ne dirigent donc leur imagination vers l'amour, que dans les intervalles que leur laissent des projets, qui à leurs yeux sont d'une plus grande importance : mais si cette passion les occupe sérieusement, ils abandonnent alors les idées qui y seroient disparates, pour ne s'occuper que de l'objet qui les enflamme ; ils deviennent plus que jamais sombres, difficiles, rêveurs, inquiets, craintifs, méfiants, timides, jaloux, furieux........ On sait par des exemples horribles, jusqu'à quel point le mélancolique amoureux & irrité peut pousser le désespoir.

Que n'est-il possible d'anéantir par gradations l'impétuosité de cette constitution malheureuse ! Elle n'est pas dans la Nature, puisqu'elle se trouve rarement dans les lieux où les hommes sont plus rapprochés d'elle. Il faut donc regarder plutôt ce tempérament comme une maladie d'acquisition, comme un vice héréditaire , que comme un tempérament propre à l'individu. Dans la fuite de cette Ouvrage , on trouvera les moyens les plus propres à amortir, à domter s'il eſt poſſible , cette conſtitution , qui mérite à beaucoup d'égards qu'on faſſe des efforts contre elle , & qui n'a pu devenir héréditaire , que par l'abus des plaiſirs, l'abattement & l'épuiſement qui en ſont comme une ſuite néceſſaire (*a*).

LE feu de l'imagination des mélancoliques ne ſuffit pas pour les rendre *habiles* à la propagation de l'eſpèce ; il faut auſſi que les fonctions naturelles, (ſur-tout les ſecrétions) ſe faſſent ſans trop d'irrégularité , & c'eſt ce qui ſe trouve aſſez rare dans les hommes de ce tempérament. Tout paroît être en déſordre dans leur économie animale. Le mouvement du cœur & des artères eſt inégal ; preſque toujours affamés, ils ſont très-peu attentifs ſur la quantité d'aliment qui leur convient ; au-

---

(*a*) Au chapitre de l'*Impuiſſance* & à celui de la *Stérilité* , j'ai expoſé les moyens que l'on peut employer pour adoucir les effets du tempérament mélancolique : on y trouvera également ce qui convient aux perſonnes dont la conſtitution eſt bilieuſe ou ſanguine , ou phlegmatique.

jourd'hui trop, demain pas aſſez, ils n'ont pas d'autre régime ; auſſi leurs déjections, la tranſpiration inſenſible, les ſueurs (a), ſont dans une irrégularité d'abondance & de ſuppreſſion alternatives. Le moral correſpond encore ici exactement au phyſique. Le mélancolique veut & ne veut pas d'un jour à l'autre, mais attaché opiniâtrement à ſa volonté, il eſt exceſſif dans ſes ſentimens, tels qu'ils puiſſent être. Le même objet ſe peint différemment à ſes yeux, ſelon qu'il eſt affecté, & ce qui opére en lui ce changement, (car quelquefois il paſſe d'un extrême à l'autre,) ſera l'effet d'un dérangement dans les fonctions naturelles, plutôt que celui du raiſonnement & de la réflexion.

D'UNE telle alternative de variations ſubites & continuelles dans l'homme mélancolique, doit réſulter des affections bien capables ſans doute d'influer ſur ſa poſtérité.

LE

(a) **M.** Clerc que j'ai cité plus haut, dit que le mélancolique a plutôt des ſueurs d'*expreſſions*, qu'une tranſpiration véritable.

LE mélancolique doit-il donc garder un célibat scrupuleux ? Il feroit peut-être à fouhaiter que cela fût poffible, mais l'expérience démontre le contraire.

J'AI obfervé, que les mélancoliques, lorfqu'ils étoient célibataires, devenoient fujets à beaucoup de maladies, longues & cruelles : on verra dans le Chapitre qui traite de la Puberté, de triftes effets de la mélancolie. On peut donc permettre le mariage aux perfonnes de ce tempérament ; mais il faut bien fe garder de le faire contracter entre deux individus qui aient la même conftitution. Les enfans, qui feroient les fruits d'une union auffi mal affortie, fe reffentiroient tôt ou tard des vices phyfiques & moraux des auteurs de leur exiftence. Donnez à un homme mélancolique une femme du tempérament fanguin, ou à un homme de cette derniere conftitution une femme mélancolique, fi celle-ci veut abfolument fe marier. La différence des caractères, s'il elle ne s'évanouit pas peu à peu, diminuera fenfiblement : celui des époux qui aura la

conftitution fanguine, & par conféquent l'humeur enjouée, le caractère
riant, l'imagination riante, employera
ces heureux talens pour répandre la
joie dans fa famille ; il corrigera
le fombre du mélancolique ; fes enfans
lui devront leur bonheur, & la patrie
des citoyens utiles.

Du Tempérament phlegmatique ou pituiteux (a).

Si je confidère l'homme phlegmatique, tout annonce en lui la Nature
défaillante : quelques apparences trom-
péufes ne m'en impoferont pas fur fa
foibleffe. Il a la taille avantageufe,
parce que les fibres abreuvées par une
férofité abondante, ont pu s'étendre
& s'allonger. Ses chairs font lâches,

______

(a) Par homme phlegmatique ou pituiteux, il ne
faut pas entendre toujours, l'homme, qui dit avec
phlegme ce qu'on appelle de *bons mots* dans la
fociété. Ceux-ci font très-différens au phyfique & au
moral ; on en trouve, de ces phlegmatiques, dans
les autres tempéramens comme dans celui-ci. J'ai
vu un gros homme fanguin, très-fort, & fur-tout
très-vif, qui dans une maladie aigue, me répétoit
fans ceffe, qu'il étoit phlegmatique, qu'on le lui
avoit dit cent fois, & qu'il falloit le conduire en
conféquence.

molles, couvertes de graiſſe, par la
même raiſon. Elles ſont blanches, gar-
nies d'une petite quantité de poils
blonds & fins. Ses cheveux ſont blonds
ou châtains ; ſon viſage rond, pâle, &
ſouvent bouffi. Ses yeux, bleus &
grands, devroient animer ſa phyſionomie & lui donner de l'expreſſion,
mais ils ſont éteints ; leur regard eſt
humble & languiſſant. Des lèvres pâles
& décolorées, des vaiſſeaux très-fins,
dans leſquels circule lentement un fluide dont les principes paroiſſent déſu-
nis ; enfin un corps foible, incapable
de ſupporter des travaux fatigans. Tel
eſt le portrait de l'homme pituiteux.

ON peut encore dire que l'homme
de cette conſtitution n'eſt pas dans la
Nature, puiſqu'il eſt aſſez rare dans
les campagnes, à moins que l'atmoſ-
phère, le ſol, le régime, influant peu
à peu ſur des individus peu actifs, n'y
faſſent dominer cette conſtitution lan-
guiſſante.

ELLE doit, de même que la conſtitution mélancolique, devenir commune dans les grandes villes, où l'air
ſe renouvelle difficilement, où cet élé-
ment chargé de vapeurs, ſouvent perni-

ciendes, n'a en quelque sorte aucun ressort par lequel il puisse agir sur la fibre
& lui en communiquer.

Les individus du tempérament pituiteux, incapables d'exécuter les mouvemens qui annoncent la force du
corps, le sont aussi de produire les
chef-d'œuvres qui annoncent le génie.
Le moral correspond au physique, &
certainement c'est un bonheur. Des
sensations vives, une imagination ardente porteroient le trouble dans la
machine, & détruiroient des organes
trop foibles pour y résister. Le pituiteux ne connoît guère ces passions fortes
qui émeuvent, excitent, soulèvent,
enflamment nos esprits. Il reçoit volontiers l'impression qu'on lui donne,
mais elle l'échauffe rarement. Ce défaut de sensibilité & d'activité lui rend
l'imagination froide, la mémoire dé-
bile, &c. mais son caractere, doux,
affable, paisible, en un mot, son indolence, ne le rend point à charge à
la société...... Il l'est peut-être à la Nature, car elle n'a point répandu les
hommes sur la terre avec le germe de
la mélancolie, & de la pituite..... Dépravation des mœurs! luxe! mollesse!
voilà votre ouvrage!

TROP de nourriture, fur-tout d'alimens vifqueux, &c. d'alimens tels que
ceux que nos célèbres cuifiniers favent
fi bien tourner contre nous; l'ufage immodéré du vin, des liqueurs, le trop
de repos, le fommeil trop long, &c.
font les caufes ordinaires de l'abondance de la pituite.

LE pituiteux, trop foible pour tirer
fa fubfiftance du fein de la terre; trop
foible pour ofer entreprendre de fervir
fa patrie les armes à la main; mauvais
laboureur, mauvais foldat, pourra-t-il
être bon époux? ..... » Les appetits des
» pituiteux femblent être émouffés, dit
» M. Clerc; les plaifirs de l'amour les
» affectent peu; les femmes de ce tem-
» pérament ont peu de penchant pour
» les hommes; la continence n'eft
» point en elles une vertu pénible; la
» plupart même fe prêtent avec peine
» à ce qui fait le plaifir des autres;
» elles ne font pas nées fous la pla-
» nète de Vénus (*a*).

IL y a néanmoins une remarque
finguliére à faire fur la conftitution pi-

[*a*] *Hiftoire Naturelle de l'Homme malade*, tom. I.

tuiteuse : les femmes chez lesquelles elle domine , & qui par conféquent n'ont que très-peu d'aptitude pour la jouiffance , deviennent très - fécondes fi elles font unies à un homme d'une conftitution différente de la leur. Les hommes pituiteux au contraire , font très - fouvent incapables de féconder l'union des fexes , avec tel individu qu'ils s'uniffent , à moins que leur conftitution dominante foit corrigée par une nuance de quelqu'autre tempérament ; ce qui, heureufement, n'eft pas rare.

CHAPITRE II.

*Réflexions sur le Tempérament,
relatives au célibat.*

Et toi dans la Nature, égaré, solitaire ;
Ton être à l'univers ne tient par aucuns nœuds ;
Dans ton ame glacée & tristement austère
    Tu sens un vuide affreux (*a*).

UN ami de l'humanité a toujours des souhaits à faire : il appartient seul à celui en qui réside le pouvoir, de les réaliser. Si j'étois puissant, je ferois une loi, non contre le célibat, mais j'opposerois des barrières au zèle indiscret & destructeur qui pousse les pères & les mères à y destiner leurs enfans, sans avoir, au préalable, étudié & fait en quelque sorte constater la force ou la foiblesse de leur tempérament.

JE me garderois bien de livrer aux horreurs de la solitude, l'homme sanguin, fait pour orner la société par son esprit & l'augmenter par ses talens phy-

___

(*a*) M. Thomas, *Les Devoirs de la Société*, Ode.

siques. Je croirois à chaque instant
entendre la Nature me reprocher une
action barbare. Quoique l'homme bilieux paroisse être dévoué à la retraite,
également comme le mélancolique à
les dispositions, le penchant souvent
irrésistible qui les porte vers les femmes, leur rendroit la retraite un sé-
jour de tristesse, source de plusieurs
maladies. Les passions qui commen-
çoient à germer, se développent, s'ac-
croissent, s'étendent avec force dans
la solitude; elles minent peu à peu
l'économie animale, & accélèrent les
infirmités d'une vieillesse hâtive.

Le savant Commentateur d'Ocellus
Lucanus (*a*), nous a tracé le plan d'un
tribunal, dont les fonctions seroient
d'examiner les alliances qui pourroient
être utiles ou nuisibles au public. Ocellus lui-même, veut qu'on évite les mariages imparfaits; il appelle ainsi ceux
qui se contractent entre des personnes
d'un tempérament foible, ou dans un
âge trop tendre..... Que ne pourroit-
on

____

[*a*] *Ocellus Lucanus, en Grec & en François,*
&c. &c. Par M. le Marquis d'Argens, Berlin, 1762.

on pas espérer pour la perfection de
l'espèce humaine, si aux objets inté-
ressans qui seroient du ressort de ce
tribunal, on y ajoutoit le droit de connoître la véritable vocation des personnes qui se destinent au célibat ?

» L'HOMME, dont nous venons
» de faire le portrait, dit Venette, en
» parlant de l'homme bilieux, est
» d'un tempérament si chaud & si
» amoureux, qu'il auroit beau avoir la
» vertu des personnes les plus saintes,
» sa nature lui donnera toujours une
» pente à l'amour des femmes : on au-
» roit plutôt éteint un grand feu avec
» une goutte d'eau, & l'on obligeroit
» plutôt une fleuve rapide à remonter
» vers sa source, que de corriger l'in-
» clination de cet homme......... Les
» Rois & le vin sont bien puissans ,
» mais à dire le vrai, la femme l'est
» encore plus ; & il faudroit que
» Dieu fît un miracle, si on vouloit
» que cet homme-là corrigeât son hu-
» meur amoureuse. » (a)

SI Venette dépeint une jeune fille

____

[a] *Tableau de l'Amour Conjugal* , 2.e part. chap.
IV, art. 1.

I. Partie.   E

lascive, ses expressions, que je me garderai bien de rapporter ici, sont encore plus fortes.

PÈRE barbare ! crois-tu par de perfides caresses, ou des menaces emportées, domter le penchant, le tempérament, la Nature même ? Non, ne t'y trompe pas ; tu appelles en vain à ton secours les ressources de la médecine : tu opposes de foibles obstacles aux vues de la Nature, qui commande à tous, avec cette énergie dont toi-même tu sentis la force. Les barrières posées entre tes enfans & le monde, ne détruiront pas entiérement le germe des passions, si tu le leur a transmis au moment de leur formation. Du moins, si la fureur d'immoler des victimes te force à la satisfaire, choisis celles que la société aura moins à regretter. Si, aux signes caractéristiques d'une constitution froide, tu remarques un éloignement très-décidé pour ce lien si doux, ce lien général, qui unit l'homme & la femme parmi les glaces du Nord, & dans les climats brûlés, sous la Zone Torride ; si enfin, ton fils ou ta fille redoutent, par des motifs tirés seuls de leur constitution physique, l'état du mariage, ne les force pas à l'embraſſer ; que retirés du monde, ils jouiſſent en paix de cette douce quiétude, que trouvent dans la retraite, les perſonnes que les paſſions ne peuvent émouvoir.

MAIS qu'il eſt indiſpenſable de ſavoir conſtater cet état d'inertie, ce ſilence abſolu des paſſions ! Il faut connoître les reſſources de la Nature, pour ſavoir juſqu'à quel point un tempérament inactif en apparence, peut ſe développer. Des parens, qui décident & qui font tout plier aux préjugés, ne voient, ou du moins feignent de ne voir, que ce qui s'accorde avec leurs vues........ On s'en rapporte encore à un Directeur ! Eh ! peut-il pénétrer toujours les motifs d'une retraite que l'on ſe croit néceſſaire ? Peut-il ! doit-il même entrer dans un examen pour lequel il n'a point les connoiſſances requiſes ? Un Médecin habile y eſt ſi ſouvent embarraſſé !

J'AI vu, & je me le rappelle avec attendriſſement, un monaſtère, à la tête duquel étoit une de ces femmes vertueuſes, qui ne croient pas adoucir leur joug en le faiſant partager, confulter un Médecin fur les jeunes perfonnes qui fe deftinoient à la vie religieufe. Tandis que de fon côté elle étudioit le caractère des Novices, l'habile homme qui méritoit fa confiance, & dont la probité égaloit les lumières, s'attachoit à en découvrir la conftitution dominante. Ce ne fut jamais infructueufement que ces deux perfonnes s'occupèrent du foin de féparer du monde, ou d'y réunir de jeunes filles qu'on préfentoit au monaftère (a).

QUE n'agit-on de même dans chaque maifon religieufe ! Des maladies funeftes, n'y répandroient pas fi fouvent le trouble & le défordre. Mille exemples prouvent fans replique, que le tempérament contraint, étouffé pendant quelque temps, ne peut jamais être anéanti, quoiqu'il foit poffible d'en

---

(a) Dans la plus grande partie des Couvens, on étudie plus le moral que le phyfique, & c'eft prefque toujours l'oppofé de ce qu'il faudroit faire. Les méditations, les longues lectures, les jeûnes rigoureux, enfin tous les moyens qu'on emploie pour s'affurer de la vocation, doivent néceffairement la donner, du moins pour quelque temps ; mais fi on altère la févérité de la règle, la Nature reprend bientôt fes droits ; le reffort des organes affoiblis, reprend fon élafticité, & de là au trouble des paffions, il n'y a qu'un pas.

adoucir la trop grande vigueur. » Pour-
» quoi, s'écrie un Naturaliste célèbre,
» pourquoi les paſſions, qui ont leur
» ſource dans le tempérament, ſont-
» elles ſi difficiles à maîtriſer ? Elles
» tiennent fortement à la machine, &
» par la machine à l'ame. Les paſſions
» ſe nourriſſent donc, croiſſent, & ſe
» fortifient comme les fibres qui en
» font le ſiége. Connoiſſez-donc votre
» tempérament; s'il eſt vicieux vous le
» corrigerez, non en vous efforçant de
» le détruire ; *vous détruiriez la ma-*
» *chine elle-même !* .... (a)

NE ſait-on pas, que des efforts que
l'on fait pour amortir la paſſion qui fait
le ſujet de cet ouvrage , (je parle ſur-
tout des efforts phyſiques) il réſulte des
cataſtrophes qui effraient la Nature ? On
en verra des exemples lorſque je traiterai de la Puberté ; & la ſituation
de l'Hermite, qui après avoir ſacrifié
à ſon bonheur les parties qui le troubloient, & qui néanmoins n'en fut guère
plus heureux, prouve la force du tempé-

____

(a) *Contemplation de la Nature* , par M. Bonnet,
V.e part. chap. V.

rament contre les reſſources de l'art.
En ouvrant les livres où eſt conſignée
la vie des hommes que la religion ré-
vère, n'a-t-on pas lieu d'être ſurpris...
Quoi ! des Anachorètes, éloignés les
uns des autres ; les forces du corps
preſque anéanties ſous le poids des devoirs qu'ils s'impoſoient ; des hommes
morts à la terre, étoient, malgré l'auſ-
térité de leur vie, tourmentés par les
aiguillons de la volupté ?

Avec quelle éloquence un Académicien nous dépeint les combats, qu'un
des plus illuſtres Peres de l'Egliſe avoit
à ſoutenir dans la retraite, contre le
monde & ſes tentations !.......... » Ce
» Saint Jérôme, dit - il, qui, né
» avec une ame de feu, paſſa qua-
» tre-vingt ans à écrire, à ſe com-
» battre & à ſe vaincre ; dont les
» mœurs furent probablement plus
» auſtères que les penchans ; qui dans
» Rome eut pour diſciples un grand
» nombre de femmes illuſtres ; qui
» entouré de la beauté, échappa aux
» foibleſſes ſans pouvoir échapper à
» la calomnie ; & qui fuyant enfin
» le monde, les femmes & lui-même,

» fe retira dans la Paleftine, où tout
» ce qu'il avoit quitté le pourfuivoit
» encore, tourmenté fous la haire,
» dans le calme des déferts entendant
» retentir à fes oreilles le tumulte de
» Rome...... Tel fut dans le quatriè-
» me fiècle le plus éloquent panégy-
» rifte des femmes Chrétiennes. Cet
» Ecrivain ardent & facré, & d'un
» génie impétueux & fombre, adou-
» cit en mille endroits fon ftyle pour
» louer les Marcelle, les Pauline,
» les Euftachium....... » &c. (a)

CROIT - ON que les hommes de
notre fiècle auront plus de force que
ces hommes divins ? Gardons-nous de
le croire ; c'eft bien ici le cas de dire :

L'homme eft trop foible, hélas ! pour dompter
    la Nature ! (a)

(a) *Effai fur le caractère, les mœurs & l'efprit
des Femmes dans les différens fiècles, par* M. Thomas, *de l'Académie Françoife.* 1772.

(a) Le fait fuivant en eft une preuve. Un foldat que
l'on pendit il y a 30 ou 40 ans à Montpellier, eut le
malheur un jour de ne pouvoir détourner fon imagination des defirs amoureux qui le tranfportèrent.
Il paffoit par cette Ville ; il y rencontra, entr'autres,
une fille qui portoit tranquillement fur la tête, une
cruche remplie d'eau. Cette vue fit fur lui l'effet le
plus prompt & le plus violent. Elle l'enflamma

Que les Médecins nous parlent avec franchise, ils nous apprendront ce que peut l'art sur un tempérament robuste. Eh ! de quels moyens n'est-on pas obligé de se servir pour soulager les malheureuses victimes d'une passion ardente ! M. Tissot rapporte qu'il a vu à Montpellier une veuve très-robuste, âgée de près de quarante ans, qui avoit joui très-souvent pendant long-temps du physique de l'amour, & qui en étant privée depuis quelques années, tomboit dans des accès hystériques dont on ne peut peindre l'état affreux. Elle perdoit l'usage des sens ; aucun remède ne pouvoit adoucir ni diminuer la fréquence des accès. On ne pouvoit les faire finir que par de fortes frictions des parties génitales : ce moyen étoit suivi d'un tremblement convulsif, qui dirigeoit ses efforts vers les parties irri-

---

l'instant de la plus ardente passion. Une fureur érotique le saisit : il n'y put résister. Il renverse la fille, il l'embrasse, il la serre entre ses bras, & sans égard à l'heure, au temps, au lieu, se met à portée de satisfaire dans les siens, les desirs qui l'agitent. On est étonné de sa hardiesse ; le peuple accourt, on se jette sur lui, on le maltraire ; mais rien n'arrête ses desseins, même au milieu des coups qui pleuvent sur lui. *Anecdotes de Médecine.* Seconde édition. Ancd. CXCI.

tées, & la malade recouvroit l'usage de ses sens, dès qu'une crise salutaire, (si je peux m'exprimer ainsi), avoit remis le calme dans des organes aussi impé-tueux.

CETTE observation prouve évidemment ce que dit S. Augustin, que si l'on s'abandonne trop mollement aux plaisirs, ces plaisirs deviennent coutume, & cette coutume nécessité. Mais quelquefois aussi, ces accidens surviennent à des jeunes personnes que l'usage des plaisirs n'a pu corrompre, & dont l'imagination n'a jamais été enflammée par le moral de l'amour. L'on en verra un exemple lorsque je traiterai de la puberté. Zacutus Lusitanus parle d'une fille qui tomboit dans un état affreux, & pour laquelle tous les remèdes étoient inutiles. Cet habile praticien eut recours à un pessaire âcre qui produisit le même effet que dans la femme dont parle M. Tissot ; la malade fut guérie dans l'instant. Hoffman, (& cette observation vient ici fort à propos), nous a conservé l'histoire d'une Religieuse qu'on ne pouvoit tirer du paroxysme hystérique, qu'en ayant recours à des moyens sur lesquels je dois passer légérement....,

Il est triste d'entrer dans un certain détail sur les secours qui peuvent soulager un tempérament irrité, lorsque ces secours sont un outrage fait à la Nature.

TANDIS que quelques hommes attaquent le célibat monastique avec des armes téméraires, dont ils s'efforcent de toucher jusqu'aux dogmes sacrés de la Religion, les Médecins en respectant ce que l'état peut avoir de bon en lui-même, ne s'attachent qu'aux abus qui s'y trouvent. Ils savent, comme je l'ai déjà dit, qu'il y a des tempéramens indomtables, & c'est pour les personnes de cette constitution qu'ils ont fait voir les maladies que pouvoit faire naître le célibat. Ils n'ont point considéré cet état relativement à la population, ils ont seulement approfondi les désavantages physiques qui en résultoient pour chaque individu.

LE père de la Médecine, Hyppocrate, dans son Livre *Des maladies des Vierges*, parle des accidens occasionnés par la rétention du fluide séminal. C'est dans cet Ouvrage où il conseille le mariage aux filles & aux femmes veuves tourmentées de la mé-

lancolie érotique, comme le seul remède propre à leur guérison (*a*).

GALLIEN rapporte également à cette
rétention nombre de maladies dont il
fait connoître, par des observations
frappantes, les suites funestes dans
des sujets du tempérament le plus énergique (*b*).

Le Docteur Jacques a donné une
thèse dans laquelle il cite beaucoup de
maladies produites par la privation des
plaisirs vénériens (*c*). Le Docteur Re-
neaume a traité le même sujet, aussi dans
une thèse sur la *Virginité claustrale* (*d*).
M. Zindel a publié une dissertation
dans laquelle il a rassemblé des observations frappantes sur les maladies
que peuvent produire une trop grande
chasteté. M. de Sauvages a traité les

[*a*] *Lib. de Virg. morb.*

(*b*) *Des Part. Malad.* Livre VI. On verra dans la
suite, des observations plus immédiatement liées à
l'objet dont il n'est ici question que d'une manière
générale.

[*c*] *An ex negato veneris usu morbi?* 1722.

Cette thèse, traduite par M. de la Mettrie, se
trouve dans les œuvres de ce Médecin.

(*d*) Cette thèse est encore indiquée par M. de la
Mettrie.

dangers de la privation des plaisirs de l'amour, pour les femmes dont le tempérament est incompatible avec la continence. Elles sont, selon cet habile Médecin, d'autant plus les victimes de leur feu, qu'elles cherchent à le cacher plus soigneusement ; & elles tombent dans la tristesse, l'insomnie, le dégoût, la maigreur, &c. Il ajoute une observation qui fournit peut-être, dit M. Tissot, l'exemple de la plus rude épreuve à laquelle le tempérament combattu ait jamais été exposé. C'est celle d'une jeune fille, qui dévorée par son feu, & conservant son ame pure avec une force étonnante, étoit sujette à des pollutions, même dans le temps qu'elle gémissoit de son malheur aux pieds d'un Confesseur décrépit & dégoûtant.

C'est sur-tout dans le traité de la Nymphomanie, (*a*) que sont exposés avec force les accidens qui naissent d'un tempérament ardent, & d'une imagination déréglée. L'Auteur, par ses observations, y démontre com-

____

(*a*) *Traité de la Nymphomanie*, chapitres III. IV.

bien sont difficiles à vaincre les obstacles qui s'opposent à la guérison de la fureur utérine.

ON y voit une demoiselle de seize ans, qui ayant reçu l'éducation la plus honnête, se prend de belle passion pour un *rustre* ; l'oublie ensuite pour donner des scènes de l'indécence la plus marquée, vis-à-vis d'un jeune homme dont la retenue ne fait qu'irriter ses desirs. Cette infortunée, aux portes de la mort, sans que les Médecins d'une grande ville rassemblés se doutent de la cause de son mal, doit enfin sa guérison, moins au secours de l'art, qu'à un mariage qui termine ses malheurs (*a*).

CE traité offre encore le spectacle horrible d'une infortunée, réduite au dernier période de la maladie, & qui après avoir été long-temps un objet de frayeur dans les maisons de force où l'on fut obligé de la renfermer, ne dût enfin sa guérison qu'au courage dont s'arma M. de Bienville, pour entreprendre une maladie compliquée à un degré aussi extraordinaire, & à sa per-

____

(*a*) *Idem.* Chap. V.

sévérance dans l'administration des remèdes [a].

UNE jeune personne de douze ans, livrée à tous les excès de la débauche solitaire, par l'impression que fait sur elle ces lectures dangereuses dictées par l'impureté ; aidée dans la destruction de son existence par les secours horribles d'une femme perdue, fait encore dans la Nymphomanie un tableau frappant qui fait frémir la Nature. On voit cette malheureuse victime de la dépravation des mœurs, enfermée dans une maison de force, confiée aux secours d'un habile Médecin, qui après trois années de traitement la rend à sa famille avec l'usage de sa raison...... Mais à l'aspect de la félicité dont jouit sa sœur, mariée durant son absence, l'infortunée retombe dans les mêmes accidens ; on la relègue dans l'affreuse retraite d'où elle étoit sortie, avec d'autant moins d'espoir de guérison, qu'à la fureur excessive qui agitoit cette malheureuse, a succédé un état d'imbécillité, peut-

---

(b) *Idem.* Chap. VI.

être moins susceptible encore des secours
de l'art (*a*).

LA dernière observation que je citerai est encore l'histoire d'une demoiselle *métromaniaque*, pour laquelle furent employés tous les remèdes que l'on
crût capables de la guérir : un Médecin, homme d'esprit, connoissant leur
insuffisance, abandonne les secours
physiques pour s'attacher aux moraux ;
il attaque avec douceur l'imagination,
& termine la cure en acceptant avec
joie la main de la demoiselle, que les
parens lui offrirent comme un gage de
leur reconnoissance (*b*).

APRÈS des exemples aussi frappans
de l'empire des passions sur l'économie animale, croira-t-on que la Mè-
decine puisse fournir les moyens de les
domter ? Croira-t-on que si la Nature
n'a pas donné aux hommes des secours
efficaces contre la fureur d'une passion
amoureuse, ces secours sortiront des
laboratoires de nos Chymistes, & vien-
dront à la voix qui les appelle, répandre l'engourdissement, le froid, l'in-

---

(*a*) *Idem, ibidem.*
(*b*) *Idem, ibidem.*

sensibilité sur des êtres destinés, par le Créateur, à multiplier le chef-d'œuvre de sa magnificence? Croira-t-on que ces *Electuaires de virginité*, *ces Opiates de sagesse*, dont on retrouve les compositions dans plusieurs Pharmacopées, aient la vertu de détruire, comme par enchantement, l'attrait qui porte un sexe vers l'autre depuis l'origine du monde? le lien qui unit les individus en faisant leur bonheur?.... Je ne crains pas de le dire, s'il existoit un livre dans lequel fût consigné le moyen affreux d'ôter, en quelque sorte, aux hommes le sentiment de leur existence, les loix devroient sévir contre lui; un tel livre détruiroit la société; plus de desirs, plus d'alliances...... Que sais-je! au période où est parvenu aujourd'hui une partie des hommes; à ce degré d'égoïsme, produit par une philosophie seche, exclusive, qui isole chaque individu......... Que sais-je, si beaucoup d'hommes ne recevroient pas avec joie, le moyen de n'exister que pour eux seuls! .... Défions-nous des écarts de l'esprit humain, en nous rappellant l'égarement étrange de quelques hommes, qui volontairement se

font

font privés des organes par lesquels ils exiſtoient pour la ſociété. N'oublions pas que ces hommes ont eu des diſciples qui ont partagé leur état, en portant également ſur eux une main ſacrilége.

Nous verrons en parlant de la puberté, des hommes qui ont froidement ſacrifiés à une prétendue tranquillité, les organes qui la troubloient. La Religion chrétienne a eu malgré elle, des ſectes entiérement compoſées de ces hommes mélancoliques & cruels. Un certain Valleſius en forma une qui ſoutint, que bien loin que la mutilation fût un obſtacle au Sacerdoce, comme le Concile de Nicée l'avoit déclaré, il étoit au contraire abſolument néceſſaire d'être Eunuque pour l'exercer. Non-ſeulement ces fanatiques pratiquoient ſur eux-mêmes le cruel exemple d'Origène, mais encore ils réduiſoient dans ce triſte état tous ceux qui avoient le malheur de tomber entre leurs mains (*a*).

____

(*a*) Voyez le ſavant *Traité des Eunuques*, attribué à M. Charles Ancillon, I.e partie, chap. V. » Les Valleſiens forçoient tous ceux qui tomboient

DES fanatiques, qui soutenoient à peu près les mêmes erreurs, reparurent dans différens siècles, & troublèrent la société. Les Agyniens ne prirent point de femmes, soutenant que Dieu n'étoit pas l'Auteur du Mariage ; les Abstinens, que l'on vit dans les Gaules & en Espagne, sur la fin du IIIe. siècle, condamnoient également l'union conjugale (*a*) ; & dès le premier siècle de l'Eglise, quelques hérétiques soutinrent cette erreur monstrueuse (*b*). Rien n'approche peut-être de l'inconséquence des Abeloniens, sorte d'hérétiques qui parurent aux environs d'Hyppone en Afrique : l'opinion & la pratique distinctive de ces insensés, étoit de se marier, & cependant de faire profession de s'abstenir de leurs femmes & de n'avoir aucun commer-

---

» entre leurs mains à se faire eunuques, car lorsqu'ils ne vouloient pas le faire eux-mêmes, on » les lioit sur un banc, & on leur coupoit les parties viriles. » *Idem.* chap. VI.

(*a*) Voyez le *Dictionnaire Encyclopédique*, au mot ABSTINENS.

[*b*] S. Paul blâme cette Secte dans quelques-unes de ses *Epîtres à Timothée.*

ce charnel avec elles (*a*). On peut penser que ces sectes durent naturellement se détruire d'elles-mêmes. On sait les motifs qui déterminèrent Combabus à se défaire des parties viriles, & l'événement prouva que sa précaution avoit été fort sage ; mais le comble de l'extravagance fut dans les amis de cet infortuné jeune homme, qui au rapport de Lucien, se firent eunuques volontairement pour le consoler en partageant sa situation (*b*). Enfin on a vu des hommes, qui, victimes d'un préjugé long temps accrédité, se font fait eunuques, en croyant se garantir de la lèpre & de la goutte, maladies dont on croyoit à l'abri ceux qui étoient privés de leurs parties viriles (*c*).

(*a*) S. Augustin, *De hæres.* Voyez aussi le *Dict. Encyclop.* au mot ABELIENS.

(*b*) L'esprit humain, lorsqu'il produit une extravagance, ne s'arrête pas volontiers ; cette conduite des amis de Combabus a servi de fondement à une coutume qui s'observoit tous les ans, de mutiler plusieurs personnes dans le temple que Stratonice & Combabus avoient fait bâtir. Voyez le *Dictionnaire* de Bayle, au mot COMBABUS ; le *Traité des Eunuques*, 1.e partie, chap, VI ; Lucien, de la traduction de M. Dablancourt, tom. III

(*c*) Voyez Mezeray, *Vie de Philippe Auguste.*

Je n'ajouterai qu'une réflexion à ces faits. Le fanatisme , l'amour de la tranquillité , la crainte d'une maladie, ayant suffi pour exciter les hommes à porter sur les organes de leur virilité des mains hardies, & à détruire ces mêmes organes par une opération cruelle , douloureuse & d'où la mort pouvois résulter ; que seroit-ce, s'il étoit au pouvoir des hommes d'anéantir leur puissance générative , par un moyen facile qui remplît leurs vues, sans qu'ils eussent à craindre les douleurs qui accompagnent une opération aussi cruelle ?

Questions notables de Droit; par M. le Prêtre ; Traité des Eunuques , loco citato.

CHAPIRE III.

Des moyens que l'on croit capables de domter l'Amour.

» EN quelque lieu que vive un
» homme lascif, dit Venette, il
» est toujours embarrassé de son tem-
» pérament amoureux. La vertu ne
» peut rien où l'amour agit naturelle-
» ment, & la Religion même a trop
» peu de pouvoir sur son ame pour re-
» tenir ses premiers mouvemens, &
» pour vaincre sa complexion, qui lui
» fournit à toute heure des objets dont
» son imagination est échauffée. » (a)
Après avoir parlé ainsi, est-il étonnant
que ce Médecin ne marque que peu

____

(a) *La Génération de l'Homme*, &c. deuxième partie, chap. V, art. 4.
Pour appuyer ce passage de Venette, on peut lire le chap. XXX du livre 10, des Confessions de S. Augustin; on y verra que le jeûne, les macérations, &c. ne pouvoient s'opposer à ce que les choses réelles, qui frappoient les yeux de ce S. Évêque, ne fissent en lui de vives impressions pendant le sommeil....... *Tant l'illusion de ces vains phantômes, dit-il, a de pouvoir sur mon corps & sur mon esprit pendant le sommeil !*

de confiance dans les remèdes qu'on
emploie pour domter le tempérament ?
Il en accorde néanmoins trop à quelques-uns , parce qu'il en a parlé selon
les Anciens, qui jugeoient très-souvent
un remède d'après des idées superfti-
tieufes , plutôt que par l'analyfe & les
vraies propriétés.

Si je demande s'il y a des moyens
efficaces pour domter l'amour, on répond en me nommant une foule de remèdes, & l'on vante fur-tout la puiffance merveilleufe de l'*Agnus caftus* , fi répandu dans les lieux confacrés à la
continence. Nous verrons fi l'efficacité
de cet arbriffeau eft auffi fûre qu'on le
prétend ; mais quand cela feroit , faudroit il l'employer tout-à-coup , pour
domter une conftitution que l'on ne
peut changer fubitement fans y introduire des maladies graves ?

Le tempérament peut varier quelquefois par des caufes dépendantes du
climat , du régime, des occupations,
&c. mais il faut du temps pour que cela s'exécute. Le tempérament des habitans de la Grèce a paffé en France ; on
le retrouve chez les Suédois, qu'on appelle , par cette raifon , les François du

Nord ; avant cinquante ans, felon M. Clerc, ce même tempérament deviendra celui des Ruffes. Les Parifiens d'autrefois étoient férieux, peut-être triftes....... J'aime le Parifien, difoit l'Empereur Julien, parce qu'il eft férieux & grave comme moi. Voilà des tempéramens Nationaux entiérement changés ; je n'ofe décider fi c'eft à leur avantage à tous égards; mais qu'il a fallu de temps pour opérer ces métamorphofes ! C'eft l'ouvrage des fiècles, & non celui des rafraîchiffans, des calmans ! Lorfque je confidère les efforts que font les maîtres d'éducation pour brifer fubitement le tempérament de ceux de leurs élèves qu'on deftine au célibat, je crois voir des enfans jeter des grains de fable dans un torrent rapide, dans l'efpérance d'en arrêter le cours ; je crois voir ces mêmes enfans s'efforcer d'enlever à la terre, avec des mains foibles, un chêne majeftueux qui a vu naître leur père. Ils ne pourront feulement troubler l'eau, ni ébranler le coloffe qu'ils attaquent.

IL n'en eft pas de même des remèdes qu'on emploie pour domter la conftitution de l'homme ; ils ne l'anéantiront pas, mais ils feront des ravages af-

freux. Ne changeons rien avec précipi-
tation, a dit le Père de la Médecine,
ou il en réfultera des maladies auxquelles il fera difficile de remédier (a).

POURQUOI ? C'eft parce que l'homme naît avec une conftitution primitive,
qu'il faut adoucir fi elle s'oppofe à fon
bonheur, mais par degré, fans rien irriter, fans employer des moyens, qui
fans remplir les vues que l'on a, trou-
bleront l'économie animale, en jetant
la langueur, la foibleffe, dans les fonctions naturelles ; l'épaiffiffement, la
ftagnation dans les humeurs ; l'obftruc-
tion dans les vifcères ; l'imbécillité dans
les fonctions de l'ame.

LES moyens qu'on emploie ordinairement pour diminuer l'ardeur qui porte aux plaifirs de l'amour, font les narcotiques, remèdes qui engourdiffent, &
jettent celui auquel on les adminiftre
dans la ftupéfaction ou ftupidité. On
croit, qu'en procurant un fommeil lé-
thargique on ôte aux organes qui filtrent

____

(a) Section II. Aphoris. LI.

trent & préparent la liqueur prolifique leurs facultés. On a raison ; mais
on devroit se rappeller aussi, que les
somnifères agissent également sur toutes les fonctions animales, & même sur
celles de l'esprit. Les Grecs ont nommé ces remèdes *hypnotiques*, & les ont
regardés, ainsi que les narcotiques, comme des remèdes dont la vapeur sub-
tile, nuisible, & *ennemie de Nature*,
diminue ou empêche entièrement le
mouvement & le sentiment des parties
solides. Ils regardoient comme poisons
des substances, qui en diminuant la circulation, supprimoient les secrétions,
ôtoient l'appétit, faisoient perdre la
mémoire, procuroient à la vérité le
sommeil, mais excitoient des songes
tristes, remplis de visions effrayantes.
Il n'y a rien selon Fréderic Hoffman,
de plus capable dans la nature de rendre promptement hébété & stupide un
homme de bon sens & d'esprit, que
l'usage des narcotiques. C'est une expérience certaine & incontestable, dit
encore Hoffman, que les anodins pris
en trop grande quantité par les enfans,
leur font contracter une stupeur d'es-

prit & de mémoire, qui dure très-long-temps (*a*).

ON ne fait pas toujours ufage des narcotiques & des fomnifères, tels que ceux que fourniffent la mendragore, la *bella-dona*, le *ftramonium*, la pomme d'amour, la jufquiame, & plufieurs autres que la témérité & l'ignorance ont fait employer fans connoiffance & fans difcernement. On a plus fouvent recours à d'autres compofitions dans lefquelles on fait entrer l'opium, & qui par-là feulement, peuvent devenir funeftes. L'opium ! moyen terrible de procurer du repos à un corps agité : remède que les Médecins ne peuvent employer avec trop de circonfpection, & qui faifoit trembler Galien chaque fois qu'il avoit à l'adminiftrer (*b*).

―――――――――――――――――――

(*a*) Voyez le *Dictionnaire univerfel de Médecine*, &c. à l'article NARCOTICA.

(*b*) L'Opium, fi l'on en croit beaucoup d'Ecrivains, agit bien différemment fur les hommes. On fait l'ufage immodéré qu'en font, dit-on, les Egyptiens, les Turcs, & on dit que l'opium eft pour eux un *aphrodifiaque* qui augmente la joie & le courage en procurant une forte d'ivreffe particulière. Nous verrons ailleurs que ces peuples, & fur-tout les Chinois, prétendent en tirer parti pour

, Si j'avois besoin du suffrage des anciens, Scribonius Largus, Celse, Aëtius, Dioscoride, Plutarque, &c. me fourniroient des armes contre ces remèdes funestes, qui ont tant d'influence sur le corps & sur l'esprit lorsqu'ils sont administrés mal-à-propos.

Le *Vitex*, ou *Agnus-castus*, doit la réputation dont il jouit, à l'usage qu'en faisoient les anciens. Dioscoride (*a*) nous apprend que les Dames d'Athènes s'en servoient aux cérémonies que l'on faisoit en l'honneur de Cerès. Elles dressoient avec les branches & les feuilles de cet arbrisseau, les lits auxquels elles donnoient leur chasteté à garder, parce que c'étoit une opinion répandue parmi elles, que l'odeur de

____

s'exciter à l'amour. Wedelius assure, dans son traité *de Opio*, que l'opium cause aux personnes d'un tempérament chaud, des pollutions nocturnes, & un priapisme continuel. Il est donc contre-indiqué pour remplir l'objet que l'on a, lorsqu'on le fait prendre pour appaiser la fougue des désirs vénériens. Nous examinerons au reste, en parlant des remèdes que l'on croit propres à exciter à l'amour, ce que l'on dit des effets merveilleux de l'opium, & ce qu'il en faut croire.

(*a*) *Commentaire de* Matthiole, *sur le* 1. *livre de* Dioscoride. Chap. CXVI.

l'*agnus-castus* combattoit les pensées amoureuses, & écartoit les songes lascifs.

ARNAULD de Villeneuve, a été plus loin ; il assure, avec une confiance singulière dans un homme instruit, qu'un remède infaillible pour conserver la chasteté, est de porter habituellement un couteau, dont le manche seroit fait avec le bois de l'*agnus-castus*.

LE préjugé que les anciens ont eu sur ce végétal a passé jusqu'à nous, & on fait usage dans les Monastères, intérieurement & extérieurement, des semenses & des feuilles de cet arbre merveilleux. Quant à l'application des branches en forme de ceinture, je ne vois pas qu'il y ait aucun mal ; elles rempliroient même les vues que l'on se propose, si le proverbe qui dit *intention fait tout*, étoit fondé sur la vérité. L'usage que l'on fait de la graine intérieurement est peut-être moins indifférent.

ELLE a, si l'on en croit ceux qui vantent ses miracles, la propriété d'anéantir les desirs, en tuant, pour ainsi dire, le corps & l'esprit. Heureusement pour le bien de l'humanité, les vertus extraordinaires de cette graine ne sont pas mieux avérées que celles

des branches. M. Chomel, Médecin du Roi, de l'Académie des Sciences, convient que la femence de l'*agnus-caftus*, dont on a fait une émulfion avec l'eau de nénuphar, eft utile pour calmer les accès de la paffion hyftérique, mais il eft fort éloigné de croire que ce remède foit capable de réprimer les mouvemens impétueux de la chair. » Un Pafteur, d'une piété confom-
» mée, & d'un zèle apoftolique, dit-
» il, [en parlant de M. Chomel, Cu-
» ré de St. Vincent de Lyon) a fait
» beaucoup valoir dans fes *Lettres*, &
» dans fon *Dictionnaire Economique*,
» un remède qu'il compofoit, & qu'il
» regardoit comme un fecret infailli-
» ble pour conferver la chafteté : je
» défère beaucoup à fon témoignage,
» mais je n'ai pas encore d'affez fûres
» expériences de ce remède pour l'é-
» tablir comme un fpécifique, capable
» de procurer une vertu fi difficile à
» pratiquer fans le fecours d'une grace
» furnaturelle) (*a*). Eh ! que feroit-ce d'une plante qui auroit la propriété

____

(*a*) *Abrégé de l'hiftoire des Plantes ufuelles*, &c. troifième édition, vol. **I.**

d'empêcher non-feulement les défirs,
mais encore de s'oppofer à la création,
à la filtration de cette liqueur précieufe qui annonce la force, la fanté, &
à laquelle on les doit peut-être. Non,
la Nature n'a pas mis fur la terre une
plante qui put placer l'homme de beaucoup au-deffous de la brute; la Nature
n'a pas dicté les loix des myftères de
Cérès; elle n'a pas mis dans la main
d'un tyran, le glaive cruel qui doit
priver l'homme de la moitié de fon
exiftence; elle n'a pas non plus accordé à l'*agnus-caftus* des vertus qui feroient fi funeftes à l'humanité!

ON place auffi le *Nénuphar* (a) au
rang des moyens capables d'appaifer les
defirs amoureux. Pline dit (b), que
ceux qui en prendront pendant douze
jours, fe trouveront incapables de con-
tribuer à la propagation de l'efpèce; &
que fi l'on en ufe l'efpace de quarante

(a) Il y a deux efpèces de *Nénuphar* ou *lis d'étang*:
celui dont il eft queftion, eft le *Nénuphar blanc*,
(*Nymphra alba*). On l'emploie comme humectant &
rafraîchiffant; il eft auffi narcotique, & par conféquent propre à calmer le trop grand mouvement des
humeurs.

[b] *Hiftoire du Monde*, livre XXV, chap. 7.

jours, on ne fentira plus les aiguillons de l'amour. Il feroit inutile de rapporter les raifons données par les Anciens, pour prouver l'efficacité de cette plante, & comment la froideur jointe à la féchereffe fait tarir les fources de la génération. Plufieurs Médecins, qui même dans l'adminiftration des antivénériens emploient encore le Nénuphar, ne s'en fervent que comme un moyen de faire parvenir à la veffie une liqueur mucilagineufe, afin de rendre l'urine moins piquante, & de diminuer ainfi la fenfation douloureufe que, fans cela, fon paffage exciteroit à l'uréthre..» Ce n'eft que dans cette vue, » dit M. Gardane, que j'ai confeillé » le Nénuphar, racine vifqueufe & » mucilagineufe. Il feroit aujourd'hui » ridicule de compter fur la vertu an- » tiaphrodifiaque de cette plante, en- » core moins fur celle du firop lourd » & dégoûtant qu'on en prépare (a). C'eft d'après le raifonnement & l'expérience, que M. Gardane apprécie

---

(a) *Recherches Pratiques fur les différentes manières de traiter les maladies Vénériennes*, 1770, chap. XIII, §. IV.

les vertus du Nénuphar : l'on peut en
croire un Médecin diftingué par fes
talens , & auquel l'humanité doit des
ouvrages , où l'on découvre le but efti-
mable que l'honnête homme doit toujours fe propofer , celui d'être utile.

QUELQUES Auteurs, en décrivant
les vertus imaginaires de la plante dont
il eft queftion , on dit affez mal-adroi-
tement , que les Turcs en font macé-
rer les fleurs dans l'eau, s'en frottent
les narines, & boivent beaucoup de
cette infufion. Ces hommes robuftes,
qui mettent leur félicité préfente & à
venir dans la jouiffance du phyfique de
l'amour, fe ferviroient-ils de cette plante, s'ils avoient obfervés qu'elle fût
capable d'altérer & diminuer fenfiblement leurs plaifirs ?

L'OBSERVETION fuivante, prouvera moins la vertu Nénuphar , que le
pouvoir de l'imagination dans un homme fimple & crédule.

UN artifan ayant un panaris , fut
dans un de ces hôpitaux où l'indigen-
ce trouve des fecours, pour y demander quelques emplâtres en grande réputation dans le pays. La *Sœur* qui
avoit le département de la pharmacie,

fut obligée d'entendre quelques propos
libres , que lui tint un jeune homme
qui accompagnoit le malade. On s'en
plaignit au Chirurgien de la maison ,
qui se trouvoit dans la salle ; celui-ci
dissimula , retint les deux hommes, &
sous prétexte de charité leur fit proposer
une *pitance* ; ce qu'ils acceptèrent volontiers. Le repas fait , il dit gravement,
en s'adressant à l'égrillard ; » *mon ami,*
» *tu peux à présent fréquenter cette*
» *maison sans que tes discours y soient*
» *un sujet de scandale : je viens de te*
» *faire prendre de quoi t'ôter , même*
» *jusqu'aux desirs.* » Le jeune homme
ne parut pas faire beaucoup d'attention
à cette menace ; mais l'ayant rapporté
à ses camarades , ceux-ci lui troublèrent tellement l'imagination , en lui
persuadant qu'on lui avoit donné le *Né-*
nuphar , que ce malheureux commença à se croire incapable de s'unir à une
assez jolie fille qu'il devoit épouser
quelque temps après. Il le devint en
effet , & ce ne fut que peu à peu , & en
se servant d'un *homme à secrets* (a),

---

[a] Cet homme étoit un maréchal , qui jouissoit
de la réputation de sorcier. Il donna d'abord à son

qu'on parvint à lui donner une forte
de confiance en ses facultés.

La laitue jouissoit chez les Anciens
d'une réputation qu'elle n'a pas encore
perdu de nos jours. Tout étoit em-
blême chez les Grecs ; leurs Poëtes s'a-
visèrent de dire, que Vénus voulant
oublier ses amours illicites, ensevelit
son cher Adonis sous une laitue. Cette
plante fut employée dès-lors comme
un gardien de la chasteté, auquel on
eut beaucoup de confiance ; & cette
confiance a passé jusqu'à nous. Mais les
effets de la laitue, qui sont bien différens sur les hommes, selon leur constitution, (elle refroidit le pituiteux
encore plus qu'il ne l'est, tandis que
tempérant le bilieux & souvent le sanguin, elle les dispose à la génération)
auroient dû dessiller les yeux des personnes qui se procurent gratuitement
des incommodités, dans la vue de
calmer leurs passions.

Si l'on omettoit de parler du *Cam-*

____

malade quelques potions *échauffantes*, qui ne firent
effet, que lorsqu'il lui eut persuadé que le Diable
prenoit beaucoup de part à sa situation.

phre (*a*), quelques personnes pourroient croire que l'on a craint d'attaquer les vertus merveilleuses par lesquelles cette substance s'oppose à l'amour. En effet, les anciens ont été très-persuadés de son efficacité dans ces circonstances ; & parmi les modernes, quelques-uns y ont encore une certaine confiance. Dans le siècle passé, au rapport de Scaliger, on regardoit le Camphre comme un réfrigérant ; on le faisoit sentir & mâcher aux Moines pour éteindre leur concupicence (*b*).

Camphora per nares castrat odore mares.

CE reméde étoit facile à employer,

(*a*) Le Camphre est une résine qui découle du tronc & des grosses branches d'une espèce de laurier fort commun au Japon. Les Hollandois nous apportent cette substance toute brute, & en forment chez eux des masses, qu'ils distribuent ensuite en France, &c.

(*b*) Il falloit avoir beaucoup de crédulité pour s'imaginer que le Camphre pût produire des effets aussi marqués. L'attouchement du Camphre n'est pas néanmoins indifférent. Bartholin, dans ses observations, nous parle d'un Apothicaire qui perdit le sens de l'odorat pour avoir souvent manié cette drogue. Elle est employée avec succès par les Médecins dans plusieurs circonstances. Les Arabes l'ont introduit dans la matière médicale, & Rasès, Avicenne, Séba, Mesué, Boerhaave, Hoffman, Lemery. Sydenham, &c ont employés cette substance dans une infinité de maladies qui exigeoient un remède calmant, sédatif, antiputride & résolutif.

mais il y a apparence qu'il ne répondoit pas à l'intention de ceux qui l'ordonnoient ainſi, puiſque dans le dernier ſiècle, Penot l'*Agenois*, en aſſurant ſa vertu contre les aiguillons de la chair, n'en répondoit que lorſqu'il avoit été préparé par douze diſtillations.

AU reſte, nous avons encore la même obſervation à faire ici qu'à l'égard du Nénuphar : les Indiens mêlent le Camphre avec des ſubſtances âcres & aromatiques, & en forment des trochiſques qu'ils mâchent pluſieurs fois le jour. L'uſage journalier qu'en font ces hommes avides de plaiſirs, ne doit pas faire regarder le Camphre comme capable d'appaiſer la violence des deſirs amoureux. On peut encore ajoutér ce que dit Venette ; que les hommes employés à la purification du Camphre à Veniſe & à Amſterdam, ſont très-amoureux & très-féconds. C'eſt donc mal-à-propos que quelques Auteurs l'ont nommé *ligatura* & *vinculum veneris*, puiſque Wedelius & d'autres Médecins, ont obſervés que cette ſubſtance eſt d'une efficacité ſingulière pour augmenter le mouvement du ſang, &

qu'adminiſtrée, lorſque les humeurs
ſont dans une trop grande fermenta-
tion, elle ne fait qu'augmenter l'in-
ſomnie, la chaleur & la ſoif.

IL ne faut pas croire que le Camphre ſoit un remède qu'on peut donner à tout le monde indifféremment :
l'uſage que l'on en fait, exténue, amai-
grit les perſonnes graſſes & qui ont
beaucoup de ſéroſité. Il peut bien, ſelon Stenzelius, rendre impuiſſant ceux
qui manquent de ſucs gélatineux, & qui
ſont privés du véhicule néceſſaire pour
la ſecrétion de la ſemence, (c'eſt-à-
dire, qu'il peut rendre inhabiles à la
génération ceux qui n'en ſont pas capables) ; mais il n'a point la vertu
de prévenir la ſecrétion du fluide animal, ni d'empêcher l'érection de la
verge, d'où dépend la génération. Enfin, de quel efficacité que ſoit le Camphre, lorſqu'il eſt ordonné par les Médecins (a), il peut devenir funeſte

---

(a) Un Médecin de Nuremberg avoit une ſi grande confiance en l'huile de Camphre, qu'il ſe faiſoit
fort de guérir de la peſte avec quelques gouttes de
cette huile. Heniſius, Médecin de Véronne, décou-
vrit une huile anti-peſtilentielle tirée du Camphre,
qui produiſit des effets ſi extraordinaires, pendant
tout le temps que la peſte régna à Véronne, qu'on
uï érigea une colonne triomphale pour éterniſer leſ
ervices qu'il rendit à l'Etat.

lorfqu'il eft employé par l'ignorance & le fanatifme. Il devient funefte à ceux qui ont le cerveau ou l'eftomach affoibli ; il l'eft fur-tout aux gens d'étude qui mènent une vie fédentaire, & aux femmes d'une complexion délicate : il remédie aux vapeurs hyftériques de celles dont la conftitution eft forte, mais il caufe ces accidens aux perfonnes dont le fyftême nerveux eft dans un état de foibleffe ; fon odeur fuffit quelquefois pour les occafionner.

LA Menthe, jouiffoit auffi du privilége de refroidir les perfonnes qui l'employoient. Ariftote, Pline, & Arnaud de Villeneuve, n'en doutoient pas, non plus que le Poëte Oppien, qui appelle cette plante *maudite herbe*. C'eft encore aux Poëtes que la menthe doit fa réputation. *Menthe* étoit une belle Nymphe, qui ayant excité la colère de Cérès, celle-ci obtint de Jupiter que Menthe feroit métamorphofée en une herbe qui porteroit fon nom, avec cette malédiction d'être à jamais inutile aux myftères de l'Amour .... Le moyen après ces autorités, de douter des vertus de la menthe ! Le moyen de croire Avicenne, Diofcoride, Aëtius, qui prétendent que cette plante eft au contraire pro- pre à ranimer les feux du plaifir !

ON me difpenfera volontiers, de fuivre ici tous les moyens que nous ont indiqués les anciens pour réprimer l'a- mour. On doit regarder les cures fur- prenantes qu'ils faifoient par les *anti- aphrodifiaques*, comme autant de fa- bles, à moins que l'on ne convienne, avec quelques Auteurs, que nous ne poffédons plus l'agnus-caftus des an- ciens, le camphre de l'Ifle Bornéo tant vanté, le véritable tefticule de chien ou *orchis*, &c. Il ne faut donc pas croire à la lettre tout ce qu'avancent Diofcoride & fon Commentateur, ou il faut regarder la graine de laitue, le pourpier, la rue, la graine de chan- vre, la racine du glayeul, la ciguë, la menthe, les fleurs du rofier jaune, cel- les du grenadier, &c. comme capables d'opérer des prodiges.

MAIS il s'en faut beaucoup qu'on doive y ajouter foi. Quelle confiance doit-on à Matthiole, lorfqu'il dit qu'é- tant à Venife, il vit un homme con-

damné à être pendu, auquel toutes
les portes furent ouvertes, les ferrures
rompus par l'attouchement d'une plante avec quelques *fignacles* ? Lorfqu'il
avance qu'une efpèce d'aconit fait mourir les femmes, fi on les touche avec
cette plante à une certaine partie que
l'on me difpenfera de nommer ? Lorfqu'il parle de l'herbe nommée *fcythi-
ca, qui eft grandement eftimée, parce
qu'en la tenant en la bouche, on ne fent
ne faim, ne foif ?* Quelle confiance
doit-on avoir dans un homme qui affure qu'une plante a la vertu de reffuf-
citer les morts ? *par la même herbe,
dit-il, Thilo tué par un dragon, il
reçut la vie* [a]. Après avoir lu ces abfurdités, je ne croirai pas que fi un
homme trouve le tefticule de chien
(*cynoforchis* des Grecs) & qu'il mange
la plus groffe des deux bulbes qui compofent la racine de cette plante, il
engendrera des mâles, & que fi une
femme fait ufage de la plus petite, elle
aura

(a) Voyez la *Dédicace des œuvres* de Diofcoride
à Maximilien II. *Empereur des Romains, aux Elec-
teurs, & aux autres Princes de toute l'Allemagne,* par
P. A. Matthiole.

aura des femelles. Je ne croirai pas non
plus, que la première de ces bulbes ait
eu le pouvoir de procurer à un Indien
robuste, soixante & dix fois de suite
l'extase de la jouissance, tandis que
l'usage de la plus petite est capable, selon le même Auteur, d'éteindre subi-
tement l'ardeur vénérienne (*a*).

QUOIQU'EN aient écrit les anciens,
on peut raisonnablement douter que de
leur temps même, on ait eu la plus
grande confiance aux remèdes que nous
venons d'indiquer. Je tire cette induc-
tion des moyens surnaturels & supersti-
tieux auxquels on avoit recours. On a
beau répéter que de tous temps le peuple a couru après le merveilleux, ce
même peuple n'a recours aux prétendus
forciers, pour être guéri de la fièvre,
qu'après qu'elle a résisté à la petite cen-
taurée ou au quinquina. Ainsi les amu-
lettes, les bracelets, les anneaux en-
chantés, les talismans, les plantes fa-
crées d'Hermès, enfans de l'ignorance

(*a*) *Commentaire* de Matthiole fur le III.e livre
de Dioscoride.

J'aurai occasion de parler de *l'orchis* en traitant
des remèdes que l'on donne pour exciter à l'amour,
& nous verrons alors, ce que l'on doit croire de
ses vertus tant exaltées.

H

& de la superstition, ont dû leur naissance au peu d'efficacité des moyens naturels qu'on employoit pour conserver la santé ou guérir ceux qui l'avoient perdu. Toutes les Nations se sont empressées de trouver des moyens pour conserver la chasteté à ceux qui en avoient fait vœu, & s'appercevant que ni les remèdes dans lesquels ils avoient eu confiance jusqu'alors, ni les punitions terribles que la loi infligeoit, n'étoient pas toujours capables de domter la Nature, ils eurent recours aux moyens qu'ils crurent surnaturels. Quelques peuples admirent trente six Dieux, d'autres trente-six Démons, habitans de l'air, qui s'étoient partagés l'empire du corps humain, divisé en autant de parties, dont chacune avoit pour protecteur une Divinité qui portoit le même nom, & que l'on invoquoit pour la partie souffrante sur laquelle elle avoit pouvoir. Il ne faut pas douter que celles qui avoient tant de relation avec la chasteté, ne fussent confiées aussi à la garde de quelque intelligence surnaturelle.

Telle a toujours été la marche régulière de l'esprit humain, lorsque

les ténèbres de l'ignorance obscurcis-
soient la raison. Lorsque l'on a reconnu
l'impuissance de la Médecine dans certaines circonstances, on a eu recours à la
magie. L'inefficacité des moyens naturels, qu'on croyoit capables d'éteindre
l'amour ou de l'exciter, a fait recourir
aux prétendus noueurs d'éguillettes, ou
aux philtres dont on a tant parlé chez
les Anciens, sur-tout les Poëtes.

IL est aisé de se convaincre de ce
que j'avance ici, en jetant un coup
d'œil sur quelques-uns des moyens mis
en usage en différens temps pour parvenir au même but, celui d'étouffer le
sentiment que la Nature inspire à tous
les être animés. Quelle multiplicité
d'expédiens se présente ! quelle contra-
riété dans la plupart ! quelle absurdité
dans presque tous !

MERCURIAL conseille à ceux qui
sont de complexion amoureuse, un air
froid & humide (a). Le Grec Moschion
veut une chambre chaude & claire. Avicenne ordonne aux hommes un air
chaud, & aux femmes un air froid.
Aristote dit que le vin porte à l'amour ;

____

[a] *Lib. De morb. Mulier.*

le Médecin *Gordon* veut que le célibataire en boive. Marsile Ficin, de son côté, conseille, pour calmer la passion amoureuse, de s'enivrer de temps en temps, afin, dit-il, de faire un nouveau sang, de nouveaux esprits pour subroger à l'ancien sang & aux esprits infectés par le regard des femmes. Le Docteur Ferrand veut que les jeunes gens, en qui la Nature parle, jeûnent au pain & à l'eau (*a*). Avicenne recommande la saignée à la basilique du bras droit, & Aëtius veut que l'on ouvre la *veine du jarret* : ce dernier ordonne aussi, & il a été suivi par quelques modernes, de se ceindre les reins avec une lame de plomb. Lorsque ces moyens n'ont pas produit ce que l'on en attendoit, on a eu recours aux pierres précieuses, l'escarboucle, le saphir, l'éméraude, le diamant furent portés au doigt médical gauche (*b*) : mais ces remèdes précieux ne produisant aucun effet, on invoqua les Dieux, on fit des sacrifices, on se laissa tromper par des char-

---

[*a*] *De la maladie d'Amour, ou mélancolie Erotique ; Discours curieux, &c.* par Jacques Ferrand, Agenois, Doct. Med. Paris, 1612.

(*b*) Lemnius, *De Occult. nat. mirac.*

latans qui promirent tout ce qu'on leur
demanda, & qui n'étant pas plus heureux que les Médecins dont on a parlé
plus haut, on revint à ceux ci. Alors
ils redoublèrent leurs efforts, & s'ils
ne guérirent point ceux qui les conful-
toient, ils n'en déposèrent pas moins
dans leurs ouvrages, ces recettes mer-
veilleufes qui ont paſſées à la poftérité,
& que des hommes de mérite, à beaucoup d'égards, ont inférés dans des
ouvrages modernes.

ARNAULD de Villeneuve, qui eſt
peut-être, des Auteurs qui ont traité
l'objet dont il eſt queftion, celui qui
a avancé le plus d'abſurdités, conſeille
les cauftiques aux jambes, les ventoufes
aux environs des parties naturelles,
avec fcarifications *fuffifantes*; il veut
que l'on faſſe vomir les amans; il dit
que fi un homme porte fur les parties
naturelles le tefticule d'un loup, il devient auffi-tôt impuiſſant, & que ce
remède eſt infaillible (a). Il ordonne
aux Religieux de l'Ordre de Citeaux,
& à tous ceux qui veulent vivre chafte-
ment, d'aller pieds nuds. Il conſeille

____

(a) *Tract. de Venen.*

auſſi les fuſtigations violentes pour amortir la concupiſcence, & Gordon qui eſt d'accord avec lui ſur ce point, dit qu'il faut battre la chair, juſqu'à ce qu'elle tombe en pourriture [a]. Devons-nous être ſurpris après ce code cruel, qui outrage la Nature en flétriſſant l'humanité, de ce que les anciens [b] ont conſeillé de ſuſciter des affaires aux amoureux, d'exciter en eux la triſteſſe, de les faire mettre en priſon, de leur ſuppoſer des affaires criminelles? .... *Choſes fort ſalutaires*, dit le Docteur Ferrand, *pour la préſervation de l'Amour.*

S'il fut un anti-aphrodiſiaque puiſſant, c'eſt, ſi l'on en croit quelques Auteurs, le *Nitre* ſi célèbre chez les anciens pour procurer la fécondité. Longtemps avant Platon, on avoit compoſé des livres exprès, pour étaler le mérite de ce ſel : les modernes lui ont attribué, avec un enthouſiaſme merveilleux, la faculté de coopérer à la reproduction de tout ce qui exiſte dans la

____

(a) *Tract. de Amore.*
(b) *Avicenne, Paul Eginene.*

Nature [a]. Les Anglois fur-tout, &
parmi eux le Chancelier Bacon, ont
fait tous leurs efforts pour placer le nitre dans toutes les opérations de la Nature. Bacon affure, dans l'ouvrage qu'il
a intitulé *Hiftoria vitæ & mortis*, qu'un
fcrupule de nitre étoit capable de prolonger la vie. Le Chevalier Digby affir-
me la même chofe. « Ce fel exhalté (*b*),
» dit-il, dans fon *Difcours fur la Vé-*
» *gétation*, & mis en mouvement par
» les naiffantes chaleurs du printemps,
» fe mêle dans le fuc des plantes &
» dans le fang des animaux, & follicite
» les unes & les autres à la multiplica-
» tion de leurs efpèces. De-là viennent
» cette joie & ce rajeuniffement char-
» mant, que le printemps fait briller

(*a*) On doit mettre au rang des principaux apo-
logiftes du nitre, Pline, Vallefius, Paracelfe, Vi-
génère, Raymond Lulle, Paliffy, Glauber, M.
de la Chambre & quelques autres. On peut voir
dans les *Curiofités de la Nature & de l'Art fur la*
végétation, par l'Abbé de Vallemont, ce que les
anciens Philofophes & plufieurs modernes ont écrit
fur le nitre ; l'enthoufiafme de quelques-uns amufera
le Lecteur.

(*b*) Il faut adopter le nitre comme répandu dans
toute la Nature & circulant fans ceffe d'un règne à
l'autre. Boyle difoit du nitre, qu'il n'y avoit pas
dans l'univers de *fel plus catholique*, c'eft-à-dire,
plus univerfellement répandu dans le monde élé-
mentaire.

» fur toute la Nature....... Et ce même
» nitre, bien préparé pour l'ufage de
» l'homme, répareroit de temps en
» temps le dépériffement que caufent
» les années, & lui procureroit ce
» précieux rajeuniffement que l'Ecri-
» ture Sainte reconnoît dans l'Aigle....
» *Renovabitur aquila juventus tua* (a). »

VOILA donc le nitre, reconnu par
les plus célèbres Philofophes, pour un
puiffant moyen d'augmenter la population, de conferver la fanté, de rappeller le plaifir dans des organes qui n'en
paroiffent plus fufceptibles. C'étoit pour
remplir ces vues, que Milord Bacon,
en faifant l'apologie du nitre, étoit parvenu à le rendre chez les Anglois d'un
ufage fi familier, qu'on l'employoit dans
prefque toutes les maladies. On le prenoit même dans la meilleure fanté,
comme un préfervatif. Avec de bonnes
intentions, il n'eft pas toujours poffible
de fatisfaire tout le monde ; voici un
fait qui, s'il eft bien vrai, le prouvera.
On nous dit [a] que les femmes prof-
crivirent

---

[a] Voyez l'Ouvrage de l'Abbé de Vallemont, prem. part. chap. VI.

b] Voyez les *Anecdotes de Médecine*, &c. II.e part. CXXXII.e Obfervation.

cuivirent bientôt ce remède. Elles trouvèrent que leurs maris étoient moins
portés à satisfaire leurs desirs depuis que
l'usage du nitre étoit devenu général.
Elles s'en prirent au Chancelier qui
l'avoit répandu. Elles crièrent à la sorcellerie, au maléfice, &c. &c. Certes,
on a souvent fait beaucoup de bruit
pour des objets de moindre importance : ainsi je trouve les plaintes des An-
gloises fondées sur de bonnes raisons.
Il ne faut donc plus chercher ailleurs
un réfrigérant que l'on peut employer
sans courir aucun danger : le nitre fera
ce que n'a pu faire le supplice affreux
auquel étoient condamnés les Vestales
qui succomboient sous le poids de la
chasteté. Mais on me permettra quelques observations. Le Chancelier Bacon
n'avoit accrédité le nitre qu'après avoir
fait beaucoup d'expériences ; ce zélé
citoyen ne l'auroit pas répandu avec
tant de feu, s'il se fût apperçu de l'atteinte cruelle qu'il portoit à la multiplication de l'espèce. Le nitre est un
puissant remède dans les cas où il faut
s'opposer à une disposition inflamma-
toire du sang ; ce sel est d'une nature
si particulière, qu'il n'y a rien dans

la Nature, selon Fréderic Hoffman, à
quoi on le puisse comparer : mis sur
la langue, il la refroidit ; pris intérieurement, il produit le même effet
sur tout le corps ; & dissout dans de
l'eau il en augmente la fraîcheur. Par
ces qualités, il peut bien appaiser un
peu la trop grande effervescence des liqueurs, dans un homme que la force
de la jeunesse & des feux de l'amour
portent avec violence vers la volupté;
mais ce sel a-t-il la vertu d'agir sur un
époux qui suit pas à pas l'impulsion de
son tempérament (a) ? A-t-il la faculté
d'assoupir les organes du plaisir, au point
que les femmes aient été en droit de
charger de malédictions le célèbre Baron de Verulam ? au point de faire

____

(a) M. Tissot conseille, à la vérité, pour rendre
les pollutions nocturnes moins fréquentes, une dragme de nitre dissoute dans une bouteille d'eau ; mais
cet habile Médecin observe en même temps, qu'il
a vu un malade dont on vouloit calmer les signes
de puissance les moins équivoques, auquel le nitre
étoit contraire, puisqu'au lieu de détruire les symptômes de la maladie, il les augmentoit. J'attribuai,
dit-il, cet effet à deux causes; l'une c'est qu'il avoit
les nerfs très-foibles, & dans ces tempéramens le
nitre agit comme irritant ; l'autre, c'est qu'il augmentoit considérablement les urines, la vessie se rem-
plissoit plus promptement pendant la nuit, & l'on
sait que la tension de la vessie est une des causes dé-
terminantes des pollutions.

crier au maléfice ? Je ne crois pas ; &
si, comme on l'assure, les femmes ont
fait beaucoup de bruit, j'aime mieux
croire qu'elles crient quelquefois pour
peu de chose, que de me persuader que
l'usage du nitre, que l'on admet dans
tous les corps sublunaires , & qui y
joue , selon quelques Physiciens, un si
grand rôle , ait la funeste vertu de tuer
les individus que chaque homme doit à
la postérité.

D'AILLEURS, Bacon, ne conseil-
loit-il l'usage du nitre qu'aux hommes
seulement ? Si les femmes en prenoient,
avoit-il la faculté d'exciter les sens dans
un sexe tandis qu'il rendoit l'autre in-
sensible ? Ne croyons pas aveuglement
toutes les anecdotes qui se trouvent
dans l'histoire des Sciences & des Arts.
Il ne faut pas que, parce qu'elles ont
pour objet une Nation entière , nous
y ajoutions plus de foi. On hazarde une
plaisanterie ; & personne ne s'attache à
la détruire , parce qu'elle réjouit &
qu'elle prête a la malignité.

IL en est du nitre comme de l'opium
& du camphre ; tandis qu'on le conseille
comme réfrigérant, nous voyons des
peuples qui s'en servent pour s'exciter à

l'amour , ou du moins à la génération.

SENEQUE attribue la fécondité des femmes de l'Egypte aux eaux du Nil. S'il faut en croire Pline, les femmes du bord de ce fleuve ont quelquefois sept enfans d'une couche. Théophraste, Libavius, & d'autres Auteurs, attribuent cette merveilleuse fécondité aux particules nitreuses dissoutes dans les eaux du Nil. Aristote prétend qu'en général le sel est doué d'une vertu générative extraordinaire ; il ajoute, pour soutenir son opinion, que les vaisseaux ou navires dans lesquels on mène du sel , produisent un nombre prodigieux de souris , parce que les femelles conçoivent sans mâles, seulement en léchant le sel (*a*). Plutarque qui, dans ses *Œuvres morales* , est du sentiment d'Aristote , ajoute , pour rendre raison de la fécondité des animaux qui multiplient dans le sel, qu'il est plus vraisemblable de dire , que la *salure* imprime quelques démangeaisons dans les parties naturelles de ces animaux, & les provoque par ce moyen à se joindre [*b*].

Il résulte donc de ce que je viens

____

(*a*) *Hist. des Anim.* liv. **VI.**
[*b*] *Des Propos de table* , liv. **V.** quest. **X.**

d'expofer , qu'il n'y a pas abfolument un remède qu'on puiffe adminiftrer avec la certitude de domter l'amour ou du moins le penchant irréfiftible qui nous porte vers la jouiffance. C'eft une affaire de tempérament que la Médecine ne peut affoiblir au point d'en être victorieufe ; & dans les hommes qui paroiffent dès leur enfance enclins au libertinage, il faut des efforts furnaturels pour adoucir les paffions amoureufes. Les précautions qu'il y auroit à prendre en élevant la jeuneffe , tiennent à de grands principes qui pourroient devenir dangereux dans les mains du peuple , & qui nuifant à l'accroiffement & au développement de chaque individu, cauferoient la dégénération de l'efpèce dans la poftérité.

M. Tiffot a vivement fenti de quelle importance il feroit pour l'éducation de trouver les moyens les plus fûrs & les moins dangereux, de préferver la jeuneffe des violens defirs qui la portent à des excès dont naiffent des maladies affreufes. Perfonne , je crois, n'eft plus en état que cet habile Profeffeur de donner aux Nations [a]

(a) Le fuccès des Ouvrages de M. Tiffot, les

un traité sur cette matière. M. Iselin,
Secrétaire d'Etat à Basle, écrivit à M.
Tissot pour l'exciter à ce travail. Je
ne doute pas, dit cet homme respectable
dans sa lettre, » je ne doute pas
» qu'il n'y ait une diète qui favorise
» particulièrement la continence ; je
» crois qu'un ouvrage qui nous l'en-
» seigneroit, joint à la description des
» maladies produites par l'impureté,
» vaudroit les meilleurs traités de mo-
» rale sur cette matière (a). Il a sans
doute bien raison, ajoute M. Tissot ;
» rien ne seroit plus important que
» cette addition au traité de l'Onanis-
» me que desire M. Iselin ; mais rien
» de plus difficile en la séparant des
» autres parties de l'éducation, non-
» seulement médecinale, mais mora-
» le. Pour traiter cet article à part, si
» l'on vouloit le traiter bien, il fau-
» droit établir un grand nombre de
» principes.... Ainsi il vaut mieux ren-
» voyer ce traité à faire partie d'un

______

traductions que l'on en a faites, en plusieurs lan-
gues, m'autorisent à parler ainsi.

(a) Voyez *l'Onanisme*, art. III. sect. X.

» plus confidérable fur les moyens de
» former un bon tempérament , & de
» donner aux jeunes gens une fanté fer-
» me ; matière qui , quoique traitée par
» d'habiles gens , n'eft pas encore épui-
» fée , tant s'en faut , & fur laquelle
» il y a une foule de chofes extrême-
» ment importantes à ajouter , auffi-
» bien que fur les maladies de cet
» âge. Ainfi malgré moi , ajoute M.
» Tiffot , je ne toucherai point ici cet
» article (a).

LA terminaifon du paffage que l'on vient de citer , fait entrevoir que nous avons lieu d'attendre un nouvel ouvrage de M. Tiffot concernant l'éducation phyfique , & les maladies des enfans. Puiffe ce célèbre praticien ne pas nous faire attendre long-temps un ouvrage que la réputation de l'Auteur nous fait defirer avec la plus vive impatience ! On y trouvera fans doute les préceptes les plus fages qui , fortant des principes généraux & de la réunion du phyfique au moral , donneront le meilleur plan d'éducation , relativement aux foins qu'il faut prendre pour pré-

____

(a). *L'Onanifme* , ibidem.

venir les paſſions, & ſur-tout l'Amour.

L'OISIVETÉ, l'inaction, le trop long
ſéjour au lit, un lit trop mol, une diète
ſucculente, aromatique, ſalée, vineu-
ſe, les amis ſuſpects, les ouvrages li-
cencieux, étant des cauſes aſſez ordinaires de l'émotion du tempérament,
on ne peut les éviter avec trop de ſoin.

LES exemples que nous avons ſous
les yeux, & ceux que nous a tranſmis
l'hiſtoire, ſuffiſent pour prouver que les
hommes oiſifs & dans l'inaction, ſont,
je ne dis pas les plus robuſtes, mais les
plus voluptueux des hommes. Or, c'eſt
la force des individus qui établit celle
des Empires; & il eſt aiſé de s'en convaincre en jetant un coup d'œil ſur l'o-
rigine, l'accroiſſement, & la décaden-
ce des états.

L'HOMME oiſif doit avoir l'imagination plus vive en amour, que celui qui
exerce ſon corps aux travaux. Le premier, appellant ſans ceſſe le plaiſir, le
ſollicite avec violence; ſes déſirs, qui
à peine ont le temps d'éclorre, veulent
être ſatisfaits; mais tournés ſans ceſſe
vers la volupté, l'imagination a diſſipé
avant la jouiſſance, la ſource des dé-

lices que la Nature réserve à l'amour.
L'homme, au contraire, qui fortifie son
corps par l'exercice, connoît le plaisir
dans toute son étendue, parce qu'il ne
s'y livre qu'au moment où l'amour même le sollicite ; au lieu que l'homme
inactif, voulant sacrifier continuellement à la volupté, devient incapable
d'en goûter toute l'ivresse. Les plaisirs
du premier, sont à ceux du second en
raison de sa force. Son corps est gras,
mais il est mou, foible, languissant ; au
lieu que l'autre ayant moins de graisse,
est beaucoup plus musculeux, a les
membres plus solides, & doit, par conséquent porter avec aisance, un poids
que celui dont la vie est sans exercice
ébranlera à peine. Les hommes qui
languissent dans le repos & la mollesse,
sont toujours dirigés vers le même objet, le plaisir ; mais la foiblesse de leur
constitution n'y pouvant suffire, ils s'en
créent de factices, des plaisirs qu'ils
peuvent goûter par le secours de l'imagination ; aussi, leurs entretiens, leurs
lectures, leurs alimens, tout en eux y
est relatif.

On peut donc assurer que de l'oisiveté, naît le tempérament lubrique,

puisqu'elle fait naître les défirs, &
qu'elle met en ufage tous les moyens
que fuggère l'imagination déréglée,
dans un homme abandonné à la pa-
reffe (*a*).

ON fentira aifément, que l'oifiveté,
dans un homme qui peut fe procurer
tout le fuperflu, que l'on appelle commodités de la vie, en deviendra d'autant
plus dangereufe pour la continence;
ainfi, je ne dirai rien ici des caufes que
j'ai indiquées plus haut, comme portant l'homme à l'excès des plaifirs. Il
faut feulement les éviter avec foin, &
c'eft en obfervant avec exactitude les
loix de la diète oppofée à l'amour, qu'on
parviendra, je ne dirai point à domter
entièrement les fougues d'un tempérament érotique, mais à en calmer les
accès. La Nature animée, ne fe prête
aucune violence; tout fe fait avec ordre

[*a*] Pour faire voir combien les modifications que
nous avons ajouté à notre tempérament primitif,
caufent quelquefois de changement, j'obferve
que l'indifférence pour le phyfique de l'amour, doit
quelquefois fon origine à l'oifiveté. On a vu des femmes ftériles devenir fécondes après s'être fait un
devoir de s'exercer le corps par des travaux, des
promenades proportionnées à leurs forces; mais
je dois traiter cet objet en parlant des caufes de
la ftérilité.

dans son sein : les hommes qui veulent
hâter, retarder, ou même anéantir en
eux ses opérations, sortent de la classe
des êtres qu'elle protége.

La diète que l'on doit conseiller
aux personnes trop portées vers les
plaisirs, consiste moins à user de certains alimens, qu'à se priver de ceux
que j'ai indiqué en général. Ceux qui
sont travaillés fortement par leur imagination pendant la nuit, doivent se
dispenser de souper, ou du moins ne
faire usage à ce repas que des viandes
les moins succulentes, & d'alimens tirés
des végétaux. On doit en proscrire le
vin, les liqueurs, en un mot, tout ce
qui peut donner, pour le moment, une
certaine rigidité aux fibres, & par conséquent accélérer le mouvement des
fluides. C'est augmenter le mal que de
boire beaucoup avant de se coucher,
même des liqueurs rafraîchissantes : on
en a vu la raison ailleurs.

Telles sont les substances sur lesquelles on paroît compter beaucoup
lorsqu'il s'agit d'éteindre les feux de
l'amour : le charlatanisme ou l'ignorance les ont mis en vogue, & le pré-

jugé la leur conserve. Les Médecins
de nos jours diminuent peu à peu leur
confiance dans les antiaphrodisiaques ;
mais de temps en temps ne voit-on pas
paroître quelque remède nouveau, ou
même renouvellé des anciens, bon pour
être employé dans certaines circonstances, & auquel des hommes attribuent
des vertus qui ne font rien moins que
constatées ? On a vu les préparations de
plomb paroître, & on les a employées
intérieurement avec une sécurité qui
fait trembler les hommes de l'art. On
a conseillé ces préparations à des personnes tourmentées par leur tempérament, parce que des praticiens les emploient pour arrêter l'écoulement de la
gonorrhée, & on peut voir dans la pratique des Médecins en réputation,
quelle confiance on doit avoir dans ces
préparations dangereuses. « Un remède
» auquel les ignorans ont recours, dit
» l'Auteur des *Recherches sur les diffé-*
» *rentes manières de traiter les mala-*
» *dies vénériennes*, c'est les préparations
» de Saturne (de plomb) intérieure-
» ment administrées. Je vois avec dou-
» leur ce médicament qui devroit être
» proscrit des formules internes, indi-

» qué dans plusieurs pharmacopées &
» conseillé par des Auteurs, même d'un
» certain mérite. Sur leur témoignage
» il m'est arrivé de donner une seule
» fois le vinaigre de Saturne, en en
» faisant verser quelques gouttes dans
» une décoction légèrement astringen-
» te ; deux onces de ce vinaigre, pri-
» ses dans un long espace de temps,
» n'ont pas arrêté l'écoulement, & le
» malade a souffert des douleurs dans
» les reins, dans l'épigastre, dans les
» bras, les jambes, & la tête, avec
» une constipation, un abattement des
» forces, & une mollesse de pouls,
» qui caractérisoient la collique des
» peintres. Je ne l'ai tiré d'affaire que
» par l'émétique & par les forts pur-
» gatifs (a). »

(a) *Recherches Pratiques*, &c. chap. XIII. § VI.
On peut voir encore ce que M. Baron a dit en
parlant des médicamens internes dans lesquels on
emploie le plomb. Voyez la *Chymie* de Lemeri
nouvelle édition, I.re partie, chap. V.

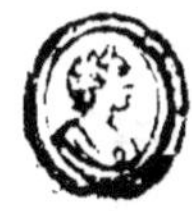

CHAPITRE IV.

Des Aphrodisiaques, ou remèdes qui excitent au physique de l'Amour.

J'AI fait voir, si je ne me trompe, le peu de confiance que l'on doit avoir dans les moyens employés pour ôter à l'homme, en quelque sorte, la sensation de son existence. Les substances dont je vais parler sont au moins aussi accréditées que les antiaphrodisiaques, & néanmoins si j'avois quelque confiance à accorder aux remèdes de l'une de ces deux classes, ce seroit aux réfrigérans; parce qu'il est, selon moi, beaucoup plus facile d'anéantir que de créer; qu'il y a cent moyens d'ôter à l'homme ses forces, mais très-peu d'efficaces pour les lui restituer.

LORSQUE je dis qu'il est plus aisé d'anéantir que de créer, je n'entends pas que cette assertion soit générale : je sais que la création, ou si l'on veut, la reproduction, le développement des

Etres coûte très-peu à la Nature ; que
leur anéantissement absolu seroit peut-
être ce qu'il y auroit de plus merveilleux dans l'Univers. Il n'est question
ici que de l'état accidentel de l'homme,
soumis aux réfrigérans & aux aphrodisiaques. Si on le suppose d'un tempérament porté à l'amour, on pourra diminuer, interrompre, par l'usage des
narcotiques violens, la secrétion de la
liqueur séminale. (On a vu ce qui en
résulteroit, & dans ma supposition je
fais abstraction de la santé & même de
la vie). Il me suffit de démontrer qu'il
est possible, à la rigueur, d'anéantir,
ou du moins de rendre sans action, les
germes de fécondité qui sont en nous.
Il n'en est pas de même de la possibilité
de multiplier ces germes ; on ne peut
pas dire que l'opium, par exemple,
porte dans notre substance une partie
des molécules qui doivent concourir à
la génération ; il ne peut donc augmenter les germes contenus dans nos vaisseaux, ainsi que je l'examinerai ailleurs. C'est aux alimens à réparer nos
forces, & à introduire peu à peu dans
nous des germes ou des particules qui
doivent subir beaucoup de préparations

avant que d'être prolifiques ou fécon-
dés Enfin, les moyens d'affoiblir agiffent promptement, & ceux qu'on emploie pour fortifier, agiffent avec une
lenteur qui manifefte affez les difficultés qu'ils éprouvent.

SI je tâche de diminuer la trop grande confiance que l'on a aux moyens
d'exciter à l'amour, c'eft moins, (&
on le verra par la fuite), pour chagri-
ner des époux impuiffans ou ftériles,
que pour détromper les jeunes gens qui
confument leurs beaux jours dans l'excès
des plaifirs, fous prétexte que l'art leur
reftituera les forces qu'ils ont prodiguées
à la débauche, lorfque le feu qu'allu-
me la Nature fera éteint pour eux.

C'EST auffi pour détromper ces vieillards, dont l'imagination, moins froide
que les organes dont ils ont abufés,
veut encore forcer ceux-ci à fatisfaire
des défirs impuiffans. C'eft à ces derniers fur-tout que je dirai que l'art ne
peut rien fur des hommes qui ont trop
abufé des plaifirs pour devoir y pré-
tendre encore. Je leur donnerai l'exemple du célèbre Empereur Cha-gehan,
qui fur le déclin de l'âge, voulant pof-
féder une jeune fille, dont la beauté
l'avoit

l'avoit charmé, & les glaces de l'âge mettant un obstacle à sa satisfaction, eut recours à des compositions qui, sans remplir ses vues, le jettèrent aux portes du tombeau (*a*).

ON verra dans le Chapitre qui traite de la Puberté, & dans celui des influences du mariage sur la santé, de quelle utilité est la liqueur séminale pour la santé, & que les maladies affreuses sont les suites funestes de la débauche. Je ne répéterai pas ici ce que j'ai dit ailleurs ; pour me renfermer dans mon objet, j'examinerai si l'on doit ajouter foi aux observations qui semblent prouver les vertus surnaturelles de quelques remèdes donnés comme aphrodisiaques ; & si même il est possible qu'il y ait dans la Nature de ces remèdes merveilleux.

QUE l'on considère la semence sous tel point de vue que l'on veille ; que cette liqueur contienne toutes les parties du fœtus sous le nom de molécules organiques, ou qu'elle soit seulement destinée à féconder l'œuf de la femme, il sera toujours vrai, que,

____

(*a*) Voyez le *Voyages de Tavernier*, tome III.

même dans ce dernier cas, la semence eſt un fluide imprégné d'eſprits vivifians, conſidéré par Hyppocrate comme la partie la plus importante de nos humeurs. On verra ailleurs que les Philoſophes ont regardé cette liqueur comme la partie la plus pure, la plus perfectionnée de nos alimens, la fleur du ſang, une portion du cerveau, une parcelle de l'ame & du corps, &c. Croira-t on après l'accord des Médecins de tous les ſiècles, à regarder ainſi la liqueur poliſique, croira-t-on, dis-je, qu'elle ſe trouvera en quantité prodigieuſe dans un homme, parce qu'il aura fait uſage de quelque recette imaginée par l'impuiſſance de jouir, & accréditée par le charlataniſme ? Si l'on ſe rappelle un inſtant, que tout ce qui ſert à l'accroiſſement des corps, à la réparation des pertes qu'ils font continuellement ; en un mot, que ce qui entretient notre exiſtence eſt extrait des alimens (a), on ſentira qu'un homme qui en prend beaucoup ſera plus vi-

______

(a) Je ne parle ici que de l'exiſtence purement matérielle ; de l'exiſtence qui nous eſt commune avec tous les animaux.

goureux qu'un autre, si les digestions
se font avec facilité, & si les glandes qui
doivent séparer du chyle les humeurs
essentielles à la vie sont en bon état.
Mais ce qui ne paroîtra guère possible
à l'homme instruit, c'est qu'indépendamment des alimens, il y ait certaines substances capables de faire un
Hercule d'un Adonis; qu'il se trouve
dans la Médecine des moyens de porter dans la masse des humeurs, une
abondance extraordinaire de ces précieux germes de fécondité. Quand cela
seroit, tout ne seroit pas fini pour remplir les vues du voluptueux; il faudroit encore que les organes destinés
à séparer cette humeur, pussent suffire
à des sécrétions aussi abondantes; il
faudroit encore que les esprits, qui
donnent le mouvement aux muscles,
sans lesquels la jouissance ne peut avoir
lieu, tinssent toujours les muscles érecteurs, les muscles éjuculateurs en action..... On me répondra peut-être que
l'espèce de fiévre, de transport qu'oc-
casionnent les aphrodisiaques, suffit
pour remplir ces conditions.....Je n'ai
rien à objecter à cette réponse; nous
sommes hors de la Natûre, je dois

traiter mon objet fans trop m'écarter d'elle ; j'ai à parler de la jouiffance qu'elle avoue, & ne dois pas entrer dans des détails fur les convulfions & fur l'épilepfie (*a*).

L'Auteur du *Tableau de l'Amour Conjugal*, a parlé avec affez d'étendue des remèdes qui excitent l'homme à embraffer ardemment une femme (*b*). L'article qu'il a deftiné pour cette matière, devient, malgré les proteftations préliminaires de l'Auteur, un poifon pour la jeuneffe. On a plufieurs obfervations d'hommes qui ont effayé, fur eux, ou fur d'autres, de fuivre les avis que donne Venette pour s'exciter à l'amour : fans qu'il en foit réfulté rien qui ait fatisfait leurs defirs, des maladies graves en ont été les fuites. On fent donc qu'il eft de la dernière importance de détruire des idées auffi dangereufes.

____

(*a*) Les jouiffances forcées & exceffives, font voifines de cette cruelle maladie, & elle n'en eft que trop fouvent la fuite. Un remède prétendu aphrodifiaque, monte l'imagination de l'homme qui en a fait ufage : il s'excite, il multiplie fes geftes, fes efforts, pour me fervir des expreffions d'un célèbre Naturalifte, fans multiplier les plaifirs ; mais les fuites en font funeftes.

(*b*) IIe partie, chap. V. art. 4.

VENETTE, parlant du *Scinc-marin*, [qu'il appelle petit *crocodille terreftre*], dit que la chair autour de fes reins mife en poudre, & bu dans du vin doux, du poids d'un écu d'or, fait des merveilles pour exciter un homme à l'amour; auffi, continue-t-il, l'a-t-on fait entrer dans la compofition qui irrite nos parties fecrettes, & qui fait aimer éperdument. Il dit encore que nous ne connoiffons prefque pas en France cet animal. Mais Venette fe trompe; les payfans d'Egypte portent de ces lézards au Caire, d'où, par Alexandrie, on les tranfporte à Venife & à Marfeille, pour les difperfer dans toutes les pharmacopées de l'Europe. Ce lézard, en Egypte & en Arabie, fe nourrit de plantes aromatiques. Les Arabes s'en fervent, dit-on, pour s'exciter à l'amour, & c'eft un fecret que les Egyptiens ne négligent pas, mais que, felon les *Actes d'Upfal* [a], les Européens méprifent. Cette indifférence des Européens pour un moyen que l'on affure capable de tant multiplier les plaifirs, ne doit pas donner une grande idée de fon efficacité, ou bien

_____

[a] Année 1750.

les Arabes ne deviennent fi redoutables en amour, après avoir ufé du fcinc,
que parce qu'il les rend maniaques,
& alors les Européens en peuvent rejeter l'ufage par cette raifon. Quoiqu'il
en foit, on nous parle du fcinc comme capable de réfifter au venin, &
d'augmenter la femence; mais les Auteurs ne font pas d'accord fur la partie
de cet animal dont il faut faire ufage.

VENETTE, comme nous avons dit,
recommande la chair qui eft autour des
reins, & en cela il a fuivi Diofcoride;
Galien dit au contraire, que ce font
les mêmes dont il faut faire ufage; Pline veut qu'on emploie la dépouille &
les pattes; M. Lemeri dit, que plufieurs préfèrent les reins des fcincs à
tout le refte du corps, mais qu'ils font
également bons par tout. Il en fixe la
dofe au poids d'une dragme, (72 grains)
ce qui eft plus modéré que la dofe que
prefcrit Venette. Toutes ces variétés,
en un point fur lequel il feroit facile
de s'accorder, ne font-elles pas naître
des doutes fur les vertus du fcinc? &
malgré les égards que l'on doit aux anciens, ne peut-on pas dire que les merveilles qu'ils ont avancées fur ce lé-

zard, se réduisent à peu de chose ? Je
crois qu'il vaut mieux le regarder comme un remède contre lequel on doit
être en garde (a), que d'en faire usage dans l'espérance de multiplier nos
plaisirs.

LE chervi, plante potagère dont les
racines sont d'un usage commun dans
les cuisines, passe aussi pour capable
d'exciter à l'amour. Les historiens assurent que Tibère, le plus lascif des
Empereurs, en exigeoit des Allemands
une certaine quantité, en forme de tribut, pour se rendre vigoureux avec ses
femmes ; & Venette rapporte, d'après
le récit des matelots qui viennent du
septentrion, qu'en Suède les femmes
en font prendre à leurs maris, quand
elles les trouvent trop lâches à l'action
pour laquelle les sexes s'unissent.

SI la racine du chervi n'est pas un

______

(a) Sa qualité anti-vénéneuse l'a fait entrer dans
le fameux *Mithridate* ; & sa vertu aphrodisiaque dans
l'électuaire *Diasatyrion* : mais les Médecins éclairés
savent jusqu'à quel point on doit donner sa confiance
à ces fameuses recettes tant vantées par les anciens.
Matthiole dit même qu'il est dangereux de se servir
d'une espèce de scinc que l'on trouve aux environs
de Venise, & que l'on emploie au défaut de ceux que
l'on nous apporte d'Egypte.

puissant aphrodisiaque, elle est néanmoins propre à exciter à l'amour, ainsi que tous les autres alimens flatueux; & c'est par cette dernière qualité qu'elle peut quelquefois nuire à l'économie animale, si l'on en use avec excès. Il faut donc nécessairement beaucoup rabattre de la confiance qu'avoient les anciens dans le chervi pour exciter abondamment la liqueur prolifique, sans cela, cette plante n'auroit pas été recommandée par Boerhaave comme salutaire dans la *phtysie*, la consomption, & toutes les maladies de la poitrine, dont on sait que la cure ne s'accorde pas avec l'idée & les désirs de la jouissance (*a*).

C'est sur la plante nommée *Satyrion*, dont les Botanistes ont distingué quatorze espèces, qu'ils ont nommées *orchis*, que ceux qui ont besoin de remèdes aphrodisiaques, fondent leur espérance. En effet, de quels secours

(*a*) M. Lemeri, dans son *Traité des Drogues*, donne la racine du chervi comme vulnéraire, apéritive, & capable d'exciter la semence: il ne dit rien de cette dernière qualité dans son *Traité des Alimens*, à l'article où il est question de cette plante.

cours ne devient pas une plante qui peut occasioner des prodiges, si l'on en croit ses apologistes ? On se rappelle cet Indien dont j'ai parlé, qui avoua que par le moyen d'une plante dont il étoit le porteur, & qu'Androphile Roi des Indes envoyoit à Antiochus, il avoit eu assez de vigueur pour fournir à soixante & dix embrassemens (a).

CETTE plante, qu'on a nommée l'*Herbe de Théophraste*, a beaucoup embarrassé les Botanistes anciens & modernes, & enfin plusieurs d'entr'eux ont cru que ce ne pouvoit être qu'une espèce d'*orchis*. Matthiole paroît en convenir, mais comme il a observé que les personnes qui usoient de la racine du *satyrion*, ne paroissoient pas beaucoup plus *émues à luxure*, il conclut que nous avons perdu le vrai satyrion des anciens. Une autre raison qu'allégue ce Com-

***

(a) Au rapport de Théophraste, cette herbe avoit *une grandissime vertu d'échauffer à paillardise :* car non-seulement si l'on en mangeoit, mais si l'on en faisoit une application aux parties génitales, *on accomplissoit l'acte vénérien douze fois...... autant de fois que l'on vouloit*, &c. Quant aux femmes, si elles en mangeoient, *encore plus chaudes devenoient que les hommes*, &c. Voyez Matthiole sur Dioscoride, livre III. chap. CXXVII.

mentateur du peu d'efficacité du fatyrion, (& cette raifon paroîtra bien ridicule), c'eft, dit-il, que cela peut arriver par l'ignorance des Médecins,
qui ordonnent toutes les deux racines
enfemble, l'une corrompant la vertu
de l'autre. Quoiqu'il en foit, nos Bo-
taniftes, qui dans les vertus attribuées
aux plantes fe copient les uns les autres,
recommandent prefque tous l'ufage du
fatyrion pour exciter à l'amour. Quelques-uns prétendent que toutes les
efpèces font également bonnes pour
remplir leur objet, d'autres confeillent
de s'attacher particulièrement aux efpèces qui font les plus bulbeufes ; enfin,
parmi celles-ci, on recommande le
fatyrion mâle à feuilles étroites [a], & le
fatyrion à larges feuilles [b].

(a) *Teflicule de chien.* Cette efpèce eft le fatyrion
commun des herboriftes, qu'on trouve aifément dans
les bofquets & les prés. Sa racine eft compofée de
deux tubercules arrondis, charnus, gros comme
des noix mufcades, dont l'un eft plein & dur, l'autre
ridé & fongueux, &c.

(b) *Grand teflicule de chien.* Les bulbes de cet
orchis font plus gros que dans le précédent. On le
trouve dans les environs de Paris & dans beaucoup d'autres lieux.

Les Turcs ont aussi leur *satyrion* (*a*), qui croît sur les montagnes de Burfia, près de Conftantinople, & dont ils font ufage pour réparer leurs forces & fe provoquer à l'acte vénérien. C'eft fur-tout de l'orchis accrédité en France depuis environ dix ans, fous le nom de *jalop* ou *falep* (*b*), que les Turcs & les Perfans font la plus grande confommation. Cette plante croît fur les confins de la Perfe & de la Chine ; on pré-pare fa racine en la faifant fécher au foleil dès qu'on lui a fait fubir l'ébulli-tion ; après cette préparation, elle a perdu fa peau & eft devenu tranfparen-te : c'eft ainfi que les Orientaux la gar-dent pour s'en fervir & pour en faire un objet de commerce. Lorfque les ra-cines du falop font ainfi préparées, on peut les réduire en poudre auffi fine que l'on veut : on en fait une bouillie efficace pour réparer les forces perdues, ou par une maladie, ou par un grand âge. Les Chinois & les Perfes, dit Albert de Se-ba, font un très-grand cas de cette

---

(*a*) *Orchis fœmina procerior, majore floro.* Tour-nefort.

(*b*) *Salep Turcarum.*

racine, à laquelle ils attribuent la vertu aphrodifiaque : ils lui reconnoiffent encore d'autres vertus confirmées, difent-ils, par l'expérience ; c'eft pourquoi, lorfqu'ils entreprennent un long voyage, ils en portent toujours avec eux comme un médicament fpécifique contre toutes fortes de maladies & de langueurs (a).

Il faut croire que c'eft avec cet orchis que l'on compofe une liqueur gluante, en ufage dans les cabarets de Perfe, & qui au rapport de Venette, échauffe beaucoup. Le falop, que l'on adminiftre en France aux malades, eft le même que celui de Perfe ; & s'il ne répond pas, comme aphrodifiaque, aux qualités qu'on lui attribue dans les pays chauds, il faut convenir, ou que ces racines perdent pendant le tranfport prefque toute leur vertu, ou, ce qui me paroît plus probable, que les voyageurs nous en impofent fouvent.

Je ne regarde pas néanmoins la racine du falop comme inutile, lorfqu'il s'agit de réparer les forces : on fait qu'elle convient aux phtyfiques ; & qu'elle

---

(a) V. *le Journal de Médecine*, tome XI. p. 264.

peut être d'un grand secours dans les dyssenteries, les coliques bilieuses, &c. mais il y a loin de-là à une plante capable de faire opérer des prodiges en amour, tel qu'on nous annonce le satyrion.

POUR détruire le préjugé que l'on a sur les orchis ou satyrions, il suffira de remonter à son origine. Venette dit que cette plante, [le satyrion] doit son nom à ses effets ; elle nous rend, dit-il, semblables à des Satyres, & voilà d'où elle tient son nom. M. Lemeri dit que le nom d'orchis vient du Grec & signifie *appeto*, [je désire], parce que l'usage de la racine de cette plante excite les désirs lubriques. Il s'en suivroit de ces étymologies que le testicule de chien fut employé d'abord, & qu'ensuite on lui donna un nom analogue à ses vertus ; mais voici une autorité qui réfute ce sentiment. M. Chomel, que j'ai déjà cité en parlant de l'*agnus-castus*, prétend que l'orchis est une de ces plantes dont on a conjecturé, dans des temps de ténèbres, les propriétés sur la forme extérieure de leurs parties ; parce que la racine de cette plante, dit-il, ressemble aux testicules, on a jugé qu'elle pourroit être utile à la génération (*a*). Si cet Académicien a quelque confiance au fameux électuaire de *fatyrio*, qu'on donne pour réveiller les efprits & rétablir les forces épuifées, il ne la doit pas à l'orchis ; les ingrédiens âcres, dit-il, comme la femence de roquette, le poivre, le gingembre, les aromates fpiritueux, &c. qui forment cette compofition, en font plutôt la vertu, que les racines de la plante dont il s'agit (*b*).

Après avoir regardé comme fabuleufes les propriétés furnaturelles de l'orchis, on me difpenfera d'entrer dans aucun détail fur les autres plantes auxquelles on attribue les mêmes vertus. Ces plantes font toutes exotiques ; & la plupart des Auteurs ne s'accordent ni fur leur nom, ni dans les defcriptions.

(*a*) *Hiftoire des Plantes ufuelles*, tome I.

(*b*) Themifon rapporte que plufieurs perfonnes moururent en Crête d'un *Satyriafis*, qui avoit pour caufe un mauvais régime & un ufage trop fréquent du *Satyrion*. On voit par cette obfervation que l'électuaire de *fatyrio* peut devenir dangereux, non pas par l'*orchis*, mais à caufe des autres drogues qui entrent dans fa compofition, & qui font capables d'enflammer le fang en lui communiquant trop d'activité.

qu'ils en donnent. Si l'on veut se donner la peine de débrouiller ce cahos,
on verra que ces plantes sont presque
toutes des poisons auxquels certaines
Nations ont su s'accoutumer ; & que
s'il résulte de leur usage une plus grande
force pour les plaisirs de l'amour, on la
doit à l'espèce d'ivresse & de folie que
ces plantes procurent à ceux qui en font
usage , comme nous le verrons en parlant de l'Opium.

J'AI parcouru les Relations des voyageurs les plus accrédités , & je peux
assurer que parmi tant de nations différentes qui habitent notre globe , il n'en
est pas , ou du moins presque pas , qui
ne soit dans l'habitude de faire usage
de quelque substance enivrante , dans
des vues qui différeront suivant la nature du climat & la constitution dominante de la nation.

LES Kamtchadales se servent quelquefois, pour se régaler , d'une espèce
de champignon venimeux, connu en
Russie sous le nom de *Mucho-more* ;
(qui tue les mouches) les effets en font
singuliers, & les partisans des aphrodisiaques n'auroient pas manqué de
ranger dans cette classe le champignon

ruffe, s'il eût été connu plutôt. Il produit d'abord des tremblemens convulsifs par tout le corps, suivis d'une ivreffe & d'un délire femblable à celui d'une fièvre chaude. Mille phantômes gais ou triftes, fuivant la différence des tempéramens, fe préfentent à l'imagination de l'homme qui a mangé le mucho-more. Quelques-uns fautent, d'autres danfent ou pleurent, & font dans des frayeurs terribles. Un petit trou leur paroît une grande porte, une cuillerée d'eau une mer. » L'état où » ce champignon les met, eft femblable à celui où l'on dit que les Turcs » fe trouvent lorfqu'ils ont bu de l'O- » pium » (*a*).

TOUS les Kamtchadales affurent que ceux qui mangent de ce champignon, font excités par la puiffance invifible du macho-more, qui leur ordonne de faire tant de folies différentes. Leurs actions font mêmes alors fi dangereufes pour eux, qui fi on ne les gardoit pas à vue, ils périroient prefque tous. L'Auteur de l'Ouvrage dont nous tirons ceci,

____

(*a*) *Hiftoire du Kamtchatka*, contenant, &c. &c. par M. Kracheninnikow, Profeffeur de l'Académie des fciences de S. Petersbourg. Chap. XIV.

rapporte l'effet du champignon sur quelques cosaques, effets dont il assure avoir été témoin. Le mucho-more ordonna à un domestique du Lieutenant-Colonel Merlin, d'étrangler son maître, & il l'auroit fait si ses camarades ne l'en eussent empêché. Un autre habitant du pays s'imagina voir l'enfer & un gouffre affreux où il alloit être précipité ; & qu'une puissance invincible lui ordonnoit de se mettre à genoux & de confesser ses péchés, ce qu'il fit en effet devant tous ses compagnons qui étoient en grand nombre dans la chambre, & qui apprirent quantité de choses qu'il n'avoit pas certainement envie de leur dire. L'interprête de M. Kracheninnikow, devint si furieux, ayant usé du champignon, qu'il vouloit s'ouvrir le ventre avec un couteau, & ce fut avec bien de la peine qu'on l'en empêcha. Un soldat en ayant mangé un peu avant de se mettre en route, fit une grande partie du chemin sans être fatigué ; enfin après en avoir mangé encore jusqu'à être ivre, il se serra avec violence les parties de la génération, & mourut (a).

____

(a) *Histoire du Kamtchatka*, loco citato.

C'EST sur-tout cette observation malheureuse, qui eut pu faire regarder le champignon russe comme un puissant aphrodisiaque. En effet, ne pourroit-on pas dire que cette substance agit particulièrement sur les organes spermatiques, & que le malheureux dont il est question, ne pouvant retenir davantage la fureur érotique qui l'agitoit, se vengea sur les parties rebelles? Voilà cependant ce qu'auroient assuré il y a quelque temps, les Auteurs qui auroient eu à donner l'histoire du mucho-more, comme ont fait ceux qui ont écrit celle du satyrion, de l'Opium & de tant d'autres substances.

» LE *Borax* raffiné, est, dit Ve-
» nette, au nombre des remèdes qui
» excitent puissamment l'amour. Il est
» une espèce de sel dont usent aujour-
» d'hui nos orfévres pour faire fon-
» dre plus aisément l'or qu'ils mettent
» en œuvre. Il pénètre toutes les par-
» ties de notre corps, il en ouvre tous
» les vaisseaux, & par la ténuité de sa
» substance, il conduit aux parties gé-
» nitales tout ce qui est capable en
» nous de servir de matière à la se-

» mence. Il a tant de vertu, ainſi que
» l'expérience me l'a fait ſouvent con-
» noître, continue Venette, que ſi
» l'on en donne à une femme qui ne
» peut accoucher, un ou deux ſcru-
» pules dans quelque liqueur conve-
» nable, l'on en verra bientôt les effets
» ſurprenans. Il ſe porte d'abord aux
» parties naturelles, & y produit tout
» ce que l'on peut attendre d'un re-
» mède qui a été tenu fort long-temps
» pour un ſecret. On ne doit donc pas
» appréhender d'en uſer par la bou-
» che, continue notre auteur. L'uſage
» n'en eſt point dangereux ; & ſi quel-
» ques Médecins ont écrit qu'il étoit
» un poiſon, ils ont confondu la *chry-*
» *ſocolle* des Grecs avec le *Borax* des
» Arabes, l'un & l'autre ſervant à faire
» fondre l'or plus aiſément.... Si des
» Médecins [a] s'en ſont heureuſement
» ſervis dans les maladies des femmes,
» nous ne devons point en avoir de
» l'horreur ; & ſi Mercurial nous aſſure
» qu'il agit ſi puiſſamment pour les par-
» ties naturelles de l'un & de l'autre

(a) Fallope, Delobel, Rodriguez à Caſtro, &
Mercurial.

» fexe, qu'il jette même les hommes
» dans le *priapifme* fi l'on en ufe avec
» excès, nous pouvons *hardiment* nous
» en fervir avec modération. »

J'ai donné en entier ce paffage afin qu'on juge mieux qu'il étoit néceffaire de le réfuter.

On n'eft pas d'accord fur l'origine du Borax : quelques perfonnes ont cru que cette fubftance, qui reffemble à l'alun, n'étoit qu'une production de l'art ; d'autres ont penfé que nous devons ce fel à la Nature : quoiqu'il en foit, on l'apporte des Indes orientales en Europe ; il a alors befoin d'une légère purification que lui donnent les Hollandois & les Vénitiens. On le diftribue enfuite dans toutes les parties de l'Europe (a).

─────────────────────────

(a) On prétend que cette purification eft un fecret que poffèdent les Vénitiens & les Hollandois exclu-fivement ; M. Geoffroy, dans un mémoire fur le borax, obferve que fa purification n'eft pas un fecret propre aux Hollandois, puifque, dit cet habile Chymifte, il y a un particulier dans le faux-bourg S. Antoine, (à Paris) qui a raffiné le borax, & qui en a livré aux marchands d'auffi beau, & d'auffi pur que celui de Hollande. Cette citation peut paroître étrangère à mon objet, mais ayant vu, fur-tout dans plufieurs ouvrages modernes, que les Hollandois poffédoient feuls la manière de per-fectionner le borax, j'ai cru devoir rappeller ce

ON a été très-long-temps à travailler sur le borax, & par conséquent il n'y avoit guère que des hommes hardis qui pussent l'employer intérieurement. (*a*) Il y avoit un préjugé assez fort contre cette substance, que plusieurs confondoient avec la *chrysocolle* des anciens, que l'on tiroit des mines de cuivre, & qui passoit pour un poison. Or, un homme qui fait le dangereux voyage d'Egypte, pour aller voir des pyramides, ne manque pas à son retour de raconter des merveilles qu'il n'a pas vu ; il en est de même de celui qui essaie une substance que l'on ne connoît pas en-

───────────

passage de M. Geoffroy. Il est onéreux, pour le commerce en général, d'être persuadé que telle ou telle Nation est propriétaire d'un secret qui n'en est plus un.

(*a*) Les chymistes ont été long-temps dans l'indolence au sujet du borax ; ils l'employoient dans leurs opérations sans même avoir étudié sa nature, & ce n'est que depuis M. Homberg que l'on s'est appliqué à soumettre cette substance aux épreuves chymiques. Il ne faut pas appliquer à notre borax, ce que Pline, Dioscoride, Avicennes, Aristote & d'autres en ont dit. Aux descriptions que nous ont laissés ces Auteurs, on reconnoît la *chrysocolle* des anciens, & quelquefois le *natron* des Egyptiens - suivant une ancienne composition de Myrepsus, Auteur Grec, le borax est une pierre ; le borax d'Aristote étoit un excellent remède pour les yeux ; Albert le Grand, nomme borax une pierre que l'on trouve, dit-il, dans la tête du crapeau, &c.

core. Tout devient merveilleux alors ;
& ceux qui prirent le borax, crurent
apparemment n'avoir rien de mieux à
dire fur ces vertus que la faculté, fi re-
cherchée, dans tous les temps, de multiplier les plaifirs amoureux.

En examinant avec attention les
différens procédés des chymiftes modernes, pour découvrir la nature du
borax, on ne peut pas décider *hardiment* fur fes vertus. Je ne rapporterai
pas ici ce qu'ont dit d'habiles chymiftes (*a*) du fel fédatif, découvert par
M. Homberg en travaillant fur le borax.
Un fait connu de la plupart des Médecins, c'eft que le fel volatil narcotique du vitriol, ou fel fédatif de M.
Homberg, dont on a tant vanté la vertu
calmante, ne remplit pas bien exactement les vues que l'on a dans les maladies pour lefquelles il eft recommandé. Il en eft de même du borax,
d'où le fel d'Homberg eft tiré ; on
trouve fes vertus décrites, amplifiées,
dans tous les ouvrages où il eft queftion de cette fubftance, & les bons
praticiens ne paroiffent pas en faire un

(*a*) MM. Lemeri, Rouelle, Bourdelin & Baron.

grand cas. Il eſt vrai qu'on l'ordonne quelquefois pour faciliter l'expulſion du fœtus, mais les aiguillons du borax ne paroiſſent point aſſez forts pour procurer un ſecours prompt dans un accouchement laborieux, à moins qu'on ne le relève par quelques autres ingrédiens plus énergiques ; (*a*) & encore, les médecins inſtruits paroiſſent ne faire aucun cas de ces prétendus remèdes propres à faciliter l'expulſion du fœtus.

PUISQUE le borax jouit, par l'enthouſiaſme de quelques Auteurs, d'une réputation qui lui eſt refuſée par l'expérience, il eſt donc inutile de tant exhalter ſes vertus merveilleuſes en amour. Si quelques hommes ont été atteints du priapiſme pour en avoir fait uſage, c'eſt qu'ils s'en étoient ſervis préparé avec des ſubſtances âcres, échauffantes, qui avoient occaſioné cet accident. Des Auteurs prétendent que quelques grains de borax pris dans un

------

[*a*] On peut dire que le borax ne fait guère plus dans la fameuſe poudre emmenagogue de Fuller, & dans celle de Mynſicht, que le ſatyrion dans l'électuaire *de ſatyrio*. Ces poudres ſont aiguiſées avec la mirrhe, le ſafran, l'huile de canelle, la ſabine, &c. comme l'électuaire *de ſatyrio* l'eſt par les ſubſtances dont nous avons parlé plus haut.

œuf poché, suffisent pour rendre un homme robuste dans les plaisirs. Cette observation suffiroit pour prouver la vertu du borax si recommandé par Venette ; mais l'expérience, car c'est ici où elle doit servir de guide, prouve qu'à la vérité, cette substance agit dans les hommes, qui n'ont besoin que d'un œuf poché pour être excité à l'amour ; tandis qu'elle laisse dans leur engourdissement ordinaire ceux que les alimens chauds ou venteux ne peuvent émouvoir.

On a beaucoup parlé des *Cantharides* comme d'un puissant aphrodisiaque, & quelques hommes, voulant en faire usage, ont reconnu combien ces insectes sont un poison corrosif & redoutable. Il porte ses effets à la vessie & y cause des ravages affreux : il n'est donc pas étonnant que ce poison, lorsqu'il commence à opérer, excite par ses pointes redoutables une irritation violente dans les parties de la génération. Mais il ne faut pas le regarder comme portant l'homme aux plaisirs & lui fournissant les moyens inépuisables d'y sacrifier. Venette, dit que les mouches

cantharides

cantharides ont tant de pouvoir fur la veſſie & ſur les parties génitales de l'un & l'autre ſexe, que ſi l'on en prend deux ou trois grains, l'on en reſſent de telles *ardeurs*, que l'on en eſt enſuite malade. Il donne l'obſervation d'un de ſes amis, qui mangea le ſoir de ſes noces d'un pâte de poire dans laquelle ſon rival avoit mis des cantharides. La nuit étant venu, le marié careſſa telle-ment ſa femme, qu'elle en fut incom-modée ; mais ſes délices, continue no-tre Auteur, ſe changèrent bientôt en triſteſſe, lorſque cet homme, vers le mi-lieu de la nuit, ſe ſentant extrêmement échauffé, avec une grande difficulté d'uriner, s'apperçut qu'il rendoit du ſang par la verge.... . Ce malade, mal-gré tous les ſoins que l'on eut de lui, ne put guérir qu'avec bien de la peine.

Nous n'examinerons pas ſi le venin de la cantharide a ſon ſiége dans la tê-te, dans les pattes, ou s'il réſide dans toutes les parties de l'animal; nous n'examinerons pas non plus, comment & pourquoi il affecte la membrane de la veſſie, de préférence à celles qu'il rencontre avant de parvenir à cette membrane : le temps que je mettrois

I. Partie. **M**

à ces difcuffions, fera mieux employé à donner quelques obfervations capables de convaincre mes lecteurs, que la cantharide eft un poifon qui doit être entièrement profcrit des médicamens internes (*a*).

ON lit dans les *Œuvres* d'Ambroife Paré, qu'une courtifanne ayant invité un jeune homme à fouper, lui préfenta des ragoûts qu'on avoit faupoudrés avec de la poudre de cantharides, & que ce malheureux fut attaqué d'un priapifme & d'une perte de fang par l'anus, qui lui caufa la mort malgré tous les remèdes qu'on lui donna (*b*).

LES *Ephémérides d'Allemagne* nous difent, qu'un charlatan ayant donné à un homme de diftinction, des cantharides, comme un remède propre pour exciter à l'amour, ce remède mit au tombeau celui qui l'avoit pris, onze jours après qu'il en eut fait ufage, &

(*a*) La *Pharmacopée* de Paris a banni de fon recueil l'ufage des cantharides prifes intérieurement, & un ancien Réglement de Police défend aux Apothicaires d'en vendre à qui que ce foit, à moins qu'ils ne connoiffent bien l'acheteur, & qu'ils ne foient fûrs que c'eft pour employer ces mouches extérieurement.

(*b*) Voyez les détails de cette Obfervation, dans les *Œuvres* de ce Chirurgien, liv. XXI. chap. XXXV.

après avoir souffert des douleurs longues & cruelles.

UNE personne, pour avoir pris du tabac dans lequel on avoit mis un peu de la poudre de cantharides, fut sur le champ attaquée d'un mal de tête violent, & d'un pissement de sang très-dangereux.

WEDELIUS dit avoir connu un homme, qui ayant pris, pour s'exciter à l'amour, une infusion de cantharides dans du chocolat, fut attaqué d'une dysurie insupportable, & d'une ardeur violente dans la verge, dont il ne put guérir qu'en buvant beaucoup de lait nouveau & en faisant usage des remèdes indiqués dans ces circonstances.

UN Médecin voulant éprouver l'effet d'un électuaire aphrodisiaque, dans lequel il entroit des cantharides, en prit la grosseur d'une châtaine. Il paya cher sa curiosité ; des accidens affreux le conduisirent aux portes du tombeau ; il ne se rétablit que par l'usage qu'il fit des remèdes indiqués en pareil cas, & qui malheureusement ne réussissent pas toujours. (a)

______

(a) *Dict. de Méd.* art. CANTARIDES, Suite de la *Matière Médicale.* Vol. 1, &c.

Il est aisé de voir par ces observations, que l'usage intérieur des cantharides doit être entièrement proscrit de la Médecine, & avec beaucoup plus de raison, des formules populaires dictées par l'ignorance, la témérité, & accréditées par l'imposture. On citeroit en vain l'autorité de quelques anciens qui employoient intérieurement les cantharides ; la plupart ont été très-prudens sur leur usage, même extérieur : & Aretée, le premier qui ait appliqué des cantharides sur la peau de la tête comme véficatoire, ordonnoit au malade de prendre du lait pendant trois jours avant l'application du topique, afin de prévenir le dommage qu'il pourroit causer à la veſſie (*a*). On sait qu'il n'est pas nécessaire de donner les cantharides intérieurement pour qu'elles affectent cette partie délicate, l'application en forme de véficatoire a souvent suffi

____

(*a*) Aretée, appliquoit les cantharides pour guérir l'épilepſie ; ainſi il pouvoit prendre son temps & préparer ses malades. Ces précautions ne peuvent pas être en usage aujourd'hui à chaque application, qui se fait très-communément dans les maladies aiguës, comme dans certaines fièvres malignes, dans l'apoplexie, la léthargie, où le succès du remède dépend presque toujours de la célérité avec laquelle on l'emploie.

pour exciter des accidens graves ; & les Médecins favent les précautions qu'ils font obligés de prendre pour les prévenir ou les calmer.

UN célèbre Médecin, & qui a examiné avec l'exactitude la plus fcrupuleufe, l'action des médicamens fur le corps humain, parle des cantharides en plufieurs endroits de fes Ouvrages, & ce qu'il en dit eft bien capable de donner des frayeurs fur l'ufage interne des cantharides. » Appliquées fur la » peau, dit-il, elle l'enflamme, élevent » l'épiderme en veffie ; prifes intérieu- » rement, même à petite dofe, elles » caufent la *dyfurie*, (difficulté d'uri- » ner) le *priapifme*, ou des érections » involontaires ; ce venin fournit un » *filtre mortel.* (a) ..... Les cantharides » prifes par la bouche excitent des pif- » femens de fang, des *érections con-* » *vulfives*, &c. (b)

(a) *Differtation fur les Médicamens qui affectent certaines parties du corps humain plutôt que d'autres, & fur la caufe de cet effet*, qui a remporté le prix de l'Académie de Bourdeaux, par M. de Sauvages, Confeiller-Médecin du Roi, &c.

(b) *Idem*: voyez auffi la favante *Differtation* du même Auteur, *fur les Animaux venimeux de France*, première partie.

LES remèdes capables de réprimer la violence des cantharides , lorsqu'on a eu le malheur ou la témérité d'en user intérieurement, ou même que leur application a des suites fâcheuses, sont indiqués par Boerhaave (*a*) qui recommande les vomitifs, les liqueurs aqueuses, délayantes, les substances huileuses émollientes, & les acides qui résistent à la putréfaction. Ramazini (*b*) conseille aux Apothicaires de se garantir de la poussière qui s'élève des cantharides lorsqu'on les pile, & de prendre d'avance, ou dans le temps même qu'ils travaillent, de fréquentes verrées d'une émulsion de semences de melon, de lait ou de petit lait. L'Indestolpe (*c*) assure, d'après plusieurs observations, que rien n'est plus efficace contre l'action des cantharides, lorsqu'elles déchirent le col de la vessie, que de boire une quantité considérable de liqueurs acides, & de les appliquer extérieurement : le meilleur de ces accides, pour l'usage extérieur, est le vinaigre blanc, chaud ; mais l'oximel simple est ce

[*a*] *Institut. Méd.*
(*b*) *Opera Medica & Physiolog.*
(*c*) *De Venenis.*

qu'on peut employer de mieux intérieurement. D'autres Auteurs (*a*) indiquent & recommandent également les émulsions faites avec les amandes douces, les semences froides, le lait pris en grande abondance, le syrop de diacode, la pthisane faite avec la racine de guimauve & la graine de lin ; les injections adoucissantes dans la vessie, lorsqu'il est possible de le faire, & le demi-bain d'eau tiède. Enfin, M. de Sauvages prescrit les bains, la saignée, les émulsions pour remplir les indications générales, & le camphre qui présente, dit le célèbre professeur de Montpellier, (d'après un praticien Anglois,) un remède spécifique (*b*).

J'ai cru devoir exposer les moyens de remédier aux accidens que peuvent causer les cantharides, parce que ces accidens doivent ne pas être rares. On les a vu paroître avec force dans un homme qui s'étoit livré au sommeil à l'ombre d'un arbre sur lequel étoient des cantharides : dans d'autres personnes l'attouchement de ces mouches

(*a*) Forestus, Wedelius, Bartholin, &c. &c.
(*b*) *Dissertation sur les animaux venimeux de France.*

a suffi pour qu'elles en soient incom-
modées.

ON a recommandé aussi l'usage de
la chair de *Lion* pour exciter à l'A-
mour ; Venette n'a aucune confiance
en cet aphrodisiaque ; parce que l'expérience, dit-il, a fait connoître que cette
chair étoit ennemie des hommes ; un
Médecin, ajoute-t-il, en ayant donné
trois gros au Califo Vaticus, pour l'exciter à aimer, il le tua au lieu de le
guérir. Après ce que j'ai dit plus haut,
on ne me soupçonnera pas d'attribuer
à la chair de Lion la vertu de préparer
un homme à la jouissance excessive des
plaisirs ; mais je ne la crois pas non
plus assez pernicieuse pour devenir un
poison lorsqu'elle est employée comme
aliment. Elle est d'un goût désagréable
& fort, & malgré cela, les Nègres &
les Indiens, qui ne la trouvent pas
mauvaise, en font usage lorsqu'ils peuvent s'en procurer, sans qu'il en paroisse résulter aucun accident (a). On
lui

____

[a] Voyez l'*Histoire Naturelle* de M. de Buffon,
tom. XVIII, de l'édition in-12.

lui attribue, au contraire, la vertu de fortifier le cerveau, & de diffiper les vapeurs (*a*). Il ne faut donc pas croire que trois gros de cette chair aient pû faire mourir ce *Vaticus*, fi le Médecin qui la lui avoit fait prendre, n'y eut mêlé quelqu'autre ingrédient capable d'occafioner cet accident.

II. eft peu d'animal qui ait joui d'une auffi grande réputation que le *Cerf* dans la matière médicale, puifque fi l'on en croit quelques Auteurs, ce quadrupède eft une médecine, un préfervatif univerfel. Pline (*b*) obferve que le Cerf n'eft jamais attaqué de la fièvre. Auffi, l'ufage de la chair de Cerf prévient-il cette maladie. *Je connois*, dit ce Naturalifte, *des Princeffes, qui ont vécu long-temps, fans être jamais attaquées de la fièvre, par l'ufage journalier qu'elles faifoient de la chair de Cerf à leurs repas* (*c*). Prefque tous les anciens ont

---

[*a*] Voyez le *Dictionnaire des Animaux*, à l'art. LION. *L'Hiftoire Naturelle des Animaux*, par M. Arnaud de Nobleville, &c. tom. V. *Les Voyages* de Labat, &c.

[*b*] Liv. VIII. chap. XXXII.

(*c*) Pline obferve que pour qu'elle faffe cet effet, il eft néceffaire que l'animal n'ait été tué que par

I. Partie. N

regardé les parties du Cerf comme efficaces contre le venin ; les modernes
en ont excepté la queue , qui eft, felon
eux , un poifon affez violent.

CARDAN affure que les larmes épaif-
fies du Cerf font un préfervatif efficace , fi on les porte fur foi. Agricola,
dit la même chofe des dents de l'animal. Et un Philofophe de la fecte de
Platon (*a*) affure qu'il fuffit de fe couvrir de la peau du Cerf pour n'avoir
rien à redouter d'aucune efpèce de poi-
fons. On fait les vertus miraculeufes
attribuées à ce qu'on nomme impropre-
ment, *os de cœur de Cerf :* on fait auffi
que cette fubftance cartilagineufe eft recommandée dans les maladies du cœur.
On ne fera pas furpris actuellement
lorfque je dirai qu'on attribue au *penis*
du Cerf la vertu de fournir à l'homme, en abondance, la liqueur précieufe,
fource de fes plaifirs amoureux.

IL n'eft pas de mon objet de parcourir toutes les parties du Cerf recom-
mandées pour la cure des maladies ;
examinons feulement fur quoi font fon-

___

une feule bleffure. Plufieurs Auteurs ont fait voir
l'abfurdité de Pline à ce fujet.

(*a*) *Sextus,*

dées les vertus que l'on attribue à quelques-unes de ces parties relativement à l'amour.

XENOPHON nous dit, que si l'on oint les testicules & les parties naturelles de l'homme avec de la poudre de queue de Cerf, calcinée & broyée avec du vin, l'on excite en lui des desirs amoureux, que l'on peut calmer, s'ils sont excessifs, en oignant ces mêmes parties avec de l'huile. On a recommandé cet aphrodisiaque depuis Xenophon, & il y a apparence qu'il n'est guère en réputation aujourd'hui, parce qu'on en a reconnu le peu d'efficacité. Je crois découvrir la raison qui a fait regarder la queue du Cerf comme un stimulant fameux par les anciens. On a cru long-temps, (c'est-à-dire, jusqu'à ce que la zootomie, ou dissection des animaux, ait éclairé la physique,) que la queue du Cerf étoit le réceptable de la bile ; que l'abondance, l'âcreté de cette liqueur causoit la lubricité ; & que le Cerf étant transporté par une fureur érotique pendant le *rut*, il étoit le plus lubrique des animaux ; donc la bile de ce quadrupède, appliquée sur les parties naturelles d'un autre animal, devoit irriter ces parties. Ce raisonnement tombe de lui-même aujourd'hui, parce que l'on sait qu'à la vérité, le Cerf est privé de la vésicule du fiel, mais que sa queue, qui ne diffère de celle des autres animaux que par la longueur, ne contient pas plus d'humeur bilieuse que toute autre partie de son corps. Au reste, l'application de la queue du Cerf, telle qu'elle est recommandée par les anciens, a peut-être produit de bons effets dans des hommes d'un tempérament froid, & voici comment cela a pû se faire. Les vertèbres qui composent cette extrêmité de l'épine, n'étant pas entièrement calcinées, doivent, lors de la friction, émouvoir, irriter les fibres, & par là, causer cette sorte de rigidité nécessaire pour l'érection ; tandis que le vin, par sa qualité pénétrante, contribue au même effet. Cette explication fait évanouir tout le merveilleux que l'on attribuoit à la queue du Cerf, puisque toute autre substance peut remplir la même indication, & que de simples frictions doivent produire la même chose.

PARMI les vertus exagérées, & même fauſſement attribués au penis du Cerf, on a ſur-tout vanté, comme nous l'avons vu, celle qu'il a d'exciter à l'amour. On obſerve, qu'il faut néceſſairement que l'animal ait été tué dans le temps du coït, car par ce moyen, ſelon Etmuller, il excite beaucoup mieux la ſecrétion de la ſemence, quand on en donne une drachme en poudre dans un œuf poché ou dans de bon vin. On voit aiſément qu'il en eſt de cet aphrodiſiaque comme de celui dans lequel entre le borax; il doit opérer ſur les tempéramens qui n'ont beſoin que d'un œuf pour être ému, ou que le vin porte à l'Amour: le penis du Cerf n'a d'autres vertus que celles d'être un deſſicatif abſorbant lorſqu'il eſt donné en poudre, & un mucilagineux lorſqu'on l'emploie en décoction. Si les anciens lui ont attribués d'autres vertus, elles ſont imaginaires, & tirées ſur des rapports chimériques qui doivent être proſcrits dans un ſiècle éclairé.

On a auſſi regardé la chair de Tortue marine, mangée dans la ſaiſon où ces animaux ſont en amour (*a*), com-

____

(*a*) En Juillet & Août.

me capable d'augmenter prodigieuse-
ment les forces d'un individu pour la
génération. Vallisnieri attribue le même effet aux grenouilles; on en a dit
autant de l'autruche. ,, Telle est la
,, marche de l'esprit humain, dit M. de
,, Buffon, lorsqu'il est une fois frappé
,, de quelque objet rare & singulier,
,, il se plaît à le rendre plus singulier
,, encore, en lui attribuant des pro-
,, priétés chimériques & souvent ab-
,, surdes : c'est ainsi qu'on a prétendu
,, que les pierres les plus transparen-
,, tes qu'on trouve dans les ventricules
,, de l'autruche, avoient aussi la vertu,
,, étant portées au cou, de faire faire
,, de bonnes digestions ; que la tunique
,, intérieure de son gésier avoit celle
,, de ranimer un tempérament affoi-
,, bli & d'inspirer l'amour..... &c. (a)
,, Cette ardeur, dit encore M. de
,, Buffon, en parlant des Cailles, a
,, donné lieu d'attribuer aux œufs, à
,, la graisse de ces oiseaux, la proprié-
,, té de relever les forces abattues &
,, les tempéramens fatigués ; on a mê-

---

[a] Voyez l'*Histoire Naturelle des Oiseaux*, tom.
N. de l'édition in-12.

,, me été jusqu'à dire que la seule pré-
,, sence d'un de ces oiseaux dans une
,, chambre, procuroit aux personnes
,, qui y couchoient des songes véné-
,, riens........ Il faut citer les erreurs
,, afin qu'elles se détruisent elles-mê-
,, mes. ,, (a)

Il me reste à parler de l'*Opium*,
dont on vante l'efficacité avec un en-
thousiasme qui peut devenir funeste.
L'observation donnée par Venette, &
dont il est lui-même le sujet, est une
amorce dangereuse pour la jeunesse;
elle l'est d'autant plus, que l'Auteur y
ajoute des circonstances qui doivent
faire regarder l'opium, comme un
moyen capable de procurer une sorte
de volupté contemplative, peut-être
préférable, pour certains caractères, à
celle qui résulte de l'union des sexes.
On me permettra de transcrire en entier le passage de Venette, auquel je
répondrai à mesure que le sujet l'exi-
gera.

,, Peut-être me blâmera-t-on,

______

(a) *Idem*, tom. IV.

,, dit ce Médecin, de ce que je place
,, ici, avec les remèdes qui excitent à
,, l'amour, l'*opium* que toute l'anti-
,, quité a cru être froid au quatrième
,, degré, & tuer les hommes par l'ex-
,, cès de cette qualité. ,,

OUI, certainement, M. Venette, vous êtes blâmable, non parce que vous placez au rang des aphrodisiaques une substance que l'on a cru froide au quatrième degré, (cette échelle de chaud & de froid est une autre affaire ;) mais parce que dans un Ouvrage qui est entre les mains de tout le monde, vous osez nommer, comme favorable à l'amour, un poison redoutable, qui ne cesse de l'être, qu'employé par les plus habiles Médecins.

,, BIEN-loin, dira-t-on, de nous
» enflammer auprès d'une femme, il
» nous cause le sommeil & nous rend
» stupides, au lieu de nous rendre
» amoureux. Mais si nous faisons ré-
» flexion qu'il est amer & âpre à la
» bouche, qu'il s'enflamme au feu, &
» que les Orientaux en usent pour être
» vaillans à la guerre & auprès des
» femmes, nous ferons sans doute d'un

» autre sentiment. Quand l'Empereur
» des Turcs lève une armée, les sol-
» dats se garnissent d'opium, pour s'en
» servir comme nos matelots de tabac,
» si nous en croyons Bellon. »

CE n'est pas seulement en temps de
guerre que les Turcs font usage de
l'opium ; lorsqu'ils y sont une fois accoutumés, & qu'ils ont poussé l'habitude jusqu'à en prendre une dose
considérable, (elle va souvent à un
gros par jour ; 72 grains.) Ils éprouvent des accidens fâcheux s'ils s'en
abstiennent tout d'un coup. Ainsi, il
n'est pas nécessaire qu'un homme en
Turquie, doive aller au combat, ou
coucher avec ses femmes pour se déterminer à prendre de l'opium ; il y
est forcé, s'il s'en est fait une habitude. Il ne peut s'en priver ; de même
que parmi nous, un buveur ne peut
renoncer au vin ou aux liqueurs fortes. Au reste, nous verrons plus bas
qu'il s'en faut de beaucoup que l'usage
de l'opium soit aussi général chez les
Orientaux, que les Voyageurs ont
voulu nous le persuader. Le petit nombre d'hommes qui font usage de cette
substance ne peut entrer en compa-

raifon avec celui des hommes, qui en
Europe, s'enivrent de vin, & de liqueurs fpiritueufes.

» UNE petite dofe prife par la bou-
» che excite des vapeurs qui montent
» au cerveau, troublent bénignement
» l'imagination, comme fait le vin ;
» mais une dofe exceffive fait entiè-
» rement évaporer notre chaleur na-
» turelle, & diffipe tout à fait nos ef-
» prits, comme le fafran, fi nous en
» prenons beaucoup. »

QUI preferira cette légére dofe qui
doit feulement réjouir l'imagination?
Un morceau d'opium, mis dans la ca-
vité d'une dent gâtée, caufa la mort
à l'homme qui fit cet effai ! On en
introduifit dans l'oreille d'un Efpa-
pagnol, tourmenté par une infomnie
cruelle : il dort; à fon réveil on le
trouve fou, ftupide, imbécille ; il
meurt. (a) Galien rapporte qu'un gla-
diateur mourut à l'occafion d'une em-
plâtre d'opium que fon adverfaire lui
appliqua fur la tête. Une perfonne dormit profondément l'efpace de 24 heu-

____

(a) *Anecdotes de Médecine*, Ire. part. Anecd. CII.

res , après en avoir pris un demi
grain.... Qui pourroit répondre qu'elle
ne fût pas morte, s'il y en eut eu un
grain ?

M. Lorri a fait en 1756 des observations curieuses sur l'opium , & il
en résulte que l'on ne peut être trop
circonspect sur l'usage des narcotiques
en général. Ce Médecin a vu un homme qui , se portant très-bien & s'occupant à verser dans des vases nouveaux
de l'opium non purifié, fut saisi, sans
aucune gaieté précédente, d'étourdisse-
mens violens qui ne se dissipèrent que
par le sommeil. D'un autre côté , un
homme qui avoit des démangeaisons
très-considérables, ne put s'endormir
quoiqu'il eût pris quatre grains de ce
narcotique. M. Lorri eut à traiter un
homme de trente ans , *fou d'amour , &*
sans cesse agité par des scrupules, qui
d'ailleurs se portoit très-bien : chaque
nuit étoit marquée par des accès de
fureur fort incommodes pour ceux qui
le gardoient. Au moyen d'une potion
anodine, M. Lorri parvint à calmer
son malade ; il dormit même durant
trois heures ; on ajouta à la potion
calmante un grain d'opium , & la nuit

même il eut un accès de fureur extraordinaire. Le lendemain on en ordonna deux grains, la fureur augmenta, &c. (a)

Le premier qui fit connoître l'opium enrichit la Médecine d'un moyen efficace de calmer l'agitation trop violente des esprits, d'appaiser les douleurs; mais qu'il est nécessaire que cette substance ne soit employée que par un Médecin prudent !

Le *Safran* étoit fréquemment en usage chez les anciens dans les alimens, & pour servir d'aiguillon à la volupté. On s'en sert encore communément en Pologne, en Curlande ; & les Espagnols & les Italiens, croient se préserver de beaucoup de maladies par l'usage du safran. Bacon, dans l'Ouvrage que nous avons cité en parlant du nitre, avance positivement, que la pratique qu'ont les Irlandois de teindre de safran leurs chemises [b] , ne contribue

---

(a) Les expériences que M. Lorri a fait sur différens animaux, démontrent que l'usage, même extérieur de l'opium, exige les attentions les plus scrupuleuses. On peut voir quelques-unes de ces observations dans le *Journal Encyclopédique*, (Janvier 1756.)

[b] Scaliger dit, que cette coutume est établie

pas peu à prolonger la vie ; & que les Anglois doivent une partie de leur vivacité au grand ufage qu'ils font du fafran dans leurs mets. Cet Auteur, dans un autre Ouvrage, confeille de mêler le fafran dans les remèdes par lefquels on fe propofe de retarder les triftes effets de la vieilleffe ; car le fafran, dit-il, dirige fon action vers le cœur, guérit les palpitations, chaffe la mélancolie, fortifie le cerveau, jette de la gaieté dans l'efprit (a). Enfin, le célèbre Boerhaave le regarde comme un moteur puiffant & énergique des efprits animaux ; parce qu'il eft, dit cet Auteur, aromatique, ftimulant & échauffant, & par conféquent difcuffif, réfolutif, appéritif & fortifiant.

Je regarde donc, avec Venette, le fafran comme un moyen, non pas d'exciter puiffamment à l'amour, mais de répandre dans toute la machine une forte d'aifance, qui, jointe à la

---

en Irlande auffi-bien qu'en Ecoffe ; & que le peuple groffier emploie ainfi le fafran, afin de pouvoir porter du linge pendant fix femaines & plus, fans avoir rien à craindre de la mal-propreté.

(a) Hoffman, Lifter, Bontius & d'autres Médecins, ont fait l'éloge du fafran.

gaieté qu'il donne (*a*), diſpoſe aux plaiſirs, y conduit même par une pente douce, & accélère, ſans faire trop d'impreſſion ſur les organes de la volupté, les momens d'ivreſſe qu'elle nous procure. C'eſt par la fineſſe de ſes parties que le ſafran pénètre nos vaiſſeaux, & qu'il produit les bons effets qu'on lui attribue, & que l'expérience confirme tous les jours. Parmi pluſieurs obſervations que je pourrois rapporter, pour démontrer cette vertu pénétrante, je n'en citerai qu'une, parce qu'elle a plus d'affinité avec l'objet que je traite. Un jeune homme de vingt-deux ans, après avoir fait uſage d'alimens dans leſquels on avoit mêlé du ſafran, rendit une liqueur prolifique, qui avoit priſe toute la teinte jaune de cette ſubſtance (*b*).

(*a*] On a beaucoup exagéré les vertus du ſafran à ce ſujet. Schulzius dit que, ſi l'on approche du nez d'un enfant une bouteille vuide d'eſſence de ſafran, auſſi-tôt il ſe mettra à rire. Un autre Auteur aſſure, que ſi l'on frotte un anneau avec le ſafran, & que l'on paſſe cet anneau dans l'un des doigts de la main gauche, le cœur en ſera ſur le champ réjoui.

(*b*) *Ephémérides des Curieux de la Nature.* Déc. 3. ann. 6. obſ. 273. On pourroit ajouter à cela des obſervations conſtatées, qui prouvent que le ſafran

IL résulte de ce que je viens de dire, que le safran peut être d'un secours efficace dans beaucoup de circonstances ; mais il ne faut pas en abuser , parce qu'étant pris souvent ou en trop grande quantité, il devient, comme narcotique , un poison dangereux contre lequel la Médecine a cherché des antidotes (*a*). Selon Dioscoride, trois drachmes suffisent pour donner la mort; je crois que cette dose est excessive, & qu'elle seroit en moindre quantité qu'il en résulteroit le même effet. Le domestique d'un marchand qui avoit coutume de se coucher & de dormir auprès d'une grande quantité de safran , en mourut après avoir essuyé plusieurs accidens (*b*). Amatus Lusitanus rapporte plusieurs observations qui prouvent le danger auquel on s'expose en faisant un usage immodéré du safran, sur lesquelles je ne m'arrêterai pas. Il

a teint, dans le ventre de la mère, des enfans qui ont rapporté cette couleur en venant au monde. Voyez *les Ephémérides*, Déc. 1. ann. 1. obs. 60.

(*a*) Boerhaave prescrit les vomitifs aqueux, huileux, acidulés, & dont le miel est un des ingrédiens. Il faut prendre ces antidotes à grandes doses & y revenir souvent.

(*b*) *Dict. de Méd.* à l'art. CROCUS.

suffit de dire, qu'on peut donner le safran depuis douze grains jusqu'à un scrupule, ou vingt-quatre grains ; qu'il ne faut jamais passer cette dose sans l'avis d'un Médecin, & que le safran, qui peut faire de grands ravages, même en petite quantité, lorsqu'on n'y est pas accoutumé, ne convient pas aux personnes plétoriques, aux jeunes gens d'un tempérament bilieux, & dont les humeurs sont faciles à irriter.

» Les Orientaux, qui aiment con-
» tinuellement l'excès de l'amour,
» continue Venette, ont l'imagina-
» tion incessamment embarrassée d'ob-
» jets lascifs ; & lorsqu'ils ont pris un
» peu d'opium, auquel ils sont accou-
» tumés, elle s'échauffe alors & se
» trouble plus qu'auparavant ; & com-
» me ils ressentent des démangeaisons
» & des chatouillemens par-tout le
» corps, & principalement à leurs par-
» ties naturelles, je ne m'étonne pas
» s'ils sont si étourdis à la guerre, &
» si lascifs avec les femmes. »

D'APRÈS ce que j'ai dit des tempéramens, on n'aura pas de peine à découvrir le principe dominant qui

porte

porte les Orientaux au phyſique de l'a-
mour, vers lequel les dirige encore
avec force la vie efféminée que mènent
la plupart d'entr'eux. Sans ceſſe au milieu de pluſieurs femmes, dont le bonheur dépend de l'art avec lequel elles
ſavent plaire à leurs maîtres, il n'eſt
pas ſurprenant que ceux-ci aient recours
aux moyens qu'ils croient capables de
les plonger dans l'excès des plaiſirs.

CES efforts, pour parvenir à la ſu-
prême félicité en amour, ſe retrou-
vent chez toutes les Nations. Un Mu-
ſulman qui prend l'opium, pour être
plus vigoureux dans les plaiſirs que lui
offre ſon ſerrail, ne m'étonne pas davantage qu'un riche Sibarite, qui dans
d'autres climats, ſe prépare à la jouiſſance par la vue des peintures laſci-
ves que la volupté a placée dans ſes
appartemens, par la lecture des ouvrages obſcènes que la débauche a dictée,
& par les autres moyens inventés par
la ſoif de jouir, & l'impuiſſance d'y
ſatisfaire...... Non, ces tentatives ne
m'étonnent pas, parce que je ſais de
quoi l'homme eſt capable pour ſervir
ſes paſſions; mais je ſais auſſi que la
Nature a donné à tous les hommes

(j'en écarte quelques exceptions acci-
dentelles) les moyens de goûter la volupté , & que ces facultés ne peuvent
être augmentées selon la violence &
l'immensité de nos desirs.

Les Turcs , on ne peut nier , sont
forts & robustes ; cette nation passe
même pour la plus vigoureuse aujour-
d'hui entre celles que nous connoissons ; ils doivent donc déjà une partie
de leur puissance physique à la bonté
de leur constitution. L'imagination
exaltée , qu'ils doivent à l'influence de
leur climat , les porte encore vers les
plaisirs , sur-tout si l'on fait attention
que dans un pays d'où sont exclus les
arts & les sciences , les hommes doivent être nécessairement plus portés
vers les plaisirs sensuels. Ceux dont
nous parlons sont d'une gravité qui ne
leur permet pas de se livrer à la joie ,
à quoi s'oppose encore leur caractère
mélancolique , qui en les rendant spec-
tateurs tranquilles des divertissemens
en usage parmi les autres nations , les
laissent tout entiers au physique de l'a-
mour (a).

(a) Les Turcs détestent le jeu , regardent la danse ,

AINSI, la conſtitution robuſte, l'i-
magination exaltée, l'excluſion des
amuſemens incompatibles avec leur gravité ou plutôt leur orgueil, les moyens
qu'ils ont de ſatisfaire la paſſion qui les
domine...... voilà aſſez de motifs pour
établir la réputation que les Turcs ſe
font acquiſe en amour ſans avoir beſoin, pour en rendre raiſon, de recourir à une ſubſtance *qui excite des*
démangeaiſons & des chatouillemens à
leurs parties naturelles.

LES Voyageurs & les Hiſtoriens nous
ayant induits en erreur au ſujet de l'o-
pium, les Naturaliſtes les ont copiés
ſervilement, & on a cru ce qu'ils ont
dit juſqu'à ce que des Obſervateurs
exacts ſe ſoient élevés contre le préjugé
univerſellement répandu. M. Ruſſel &
M. Porter, viennent de donner au
Public des éclairciſſemens bien capables de deſſiler les yeux des perſonnes
qui croient que l'opium eſt d'un uſage
général parmi les Orientaux, & que

____

par rapport à eux-mêmes, comme un talent qui
dégrade la dignité de l'homme, & qui ne convient
qu'à ce qu'il y a de plus abject & de plus mépriſa-
ble dans leur eſpèce : ils font grand cas de leur muſique, & cependant il n'y a pas un Turc qui, pour
peu qu'il ſe reſpecte, daigne toucher un inſtrument.

sa vertu aphrodisiaque lui mérite cette célébrité.

VOICI ce que nous apprend M. Russel, Médecin estimable qui a étudié les mœurs des Musulmans, & qui les observant sans préjugés doit plutôt mériter la confiance du public, que les narrateurs qui se copient servilement. Dans son *Histoire Naturelle de la ville d'Alep*, &c. (*a*) ce Médecin nous assure qu'à l'égard de l'opium, l'usage n'en est pas à beaucoup près si commun qu'on le croit généralement en Europe : » ceux qui en prennent, dit-il, » sont regardés comme des débauchés » & meurent fort jeunes, dans un état » d'enfance, avec tous les symptô- » mes de la vieillesse & de la décré- » pitude.

M. Porter, qui a résidé à Constantinople, en qualité d'Ambassadeur du Roi de la Grande Bretagne, entre dans des détails satisfaisans sur l'objet dont il est ici question (*b*). Selon M. Porter,

---

[*a*] Cet ouvrage parut en Anglois en 1756, sous ce titre, *The natural histori of Alepo*, &c. Les Auteurs du Journal Encyclopedique en rendirent compte au mois de Septembre de la même année.

[*b*] *Observations sur la Religion, les Loix, le*

c'eſt avec connoiſſance de cauſe, que Mahomet défendit le vin à ſes ſectateurs : il ſemble que le vin produiſe en eux tout autre effet que dans les autres hommes ; il les met dans une agitation violente qui va juſqu'à la fureur & la frénéſie. Quelques-uns des principaux Officiers du Serrail & de la Porte, ont une ſi forte paſſion pour cette liqueur, qu'ils ont inventé de petites boîtes de cuir pour en tranſporter chez eux, ſans être obligés de ſe confier même à leurs domeſtiques les plus affidés : » j'en ai vu quelques-uns, dit » M. Porter, qui en rempliſſoient de » longs tubes de cuir qu'ils tournoient » autour de leurs corps pour l'intro» duire furtivement dans le Serrail, » au riſque peut-être de leur vie. «

Voila donc les Turcs qui bravent la loi pour ſatisfaire leur paſſion pour le vin, tandis qu'ils ont l'opium dont les vertus merveilleuſes ſont bien ſupérieures à celles d'une liqueur pour laquelle ils expoſent leur vie, ſi l'on

---

Gouvernement & les Mœurs des Turcs, traduites de l'Anglois, de M. Porter, Miniſtre plénipotentiaire de Sa Majeſté Britannique à Conſtantinople, nouvelle édition. 1770, II.e partie, chap. XIII.

en croit les exagérations des Voyageurs. D'où vient donc cette préférence que les Mahométans donnent au vin, si ce n'est parce que les vertus qu'il possède sont au-dessus de celle qu'ils reconnoissent à l'opium ? S'ils ont recours à ce dernier, ce n'est que dans l'impossibilité de se procurer du vin.

» Lorsque dans le déclin de l'âge, dit » M. Porter, les scrupules religieux » gagnent les Turcs, ou que ceux qui » occupent les grandes charges crai- » gnent que l'odeur de cette liqueur » ne les trahisse auprès du grand Sei- » gneur, souvent à la place du vin, » ils prennent de l'opium qui n'est pas ,, moins enivrant, & qui a des effets ,, encore plus fâcheux pour les facul- ,, tés physiques & intellectuelles....... ,, Mais aujourd'hui parmi les grands, ,, la plupart de ceux qui ont des scru- ,, pules, ou qui craignent d'être dé- ,, couverts, s'adonnent aux liqueurs ,, distillées...... L'usage du vin n'en ,, est pas moins généralement regardé ,, comme un vice abominable... C'est ,, même une chose infamante que l'ha- ,, bitude de prendre de l'opium : quand ,, on veut décrier un homme considé-

„ rable, connu pour en faire ufage,
„ on dit de lui qu'il eft un *Tiriachï*
„ ou mangeur d'opium ; c'eft la même
„ chofe que fi l'on difoit, une tête dé-
„ rangée & mal ordonnée [a]. „

ON voit par les obfervations de MM.
Ruffel & Porter, combien les Voyageurs en ont impofé aux Naturaliftes,
& de quelle conféquence il eft pour la
vérité, que les hommes qui écrivent,
fachent obferver. Revenons à Venette.

LES démangeaifons & les chatouillemens dont parle cet Auteur, doivent
leur origine à tout ce qui peut troubler l'imagination ; & lorfqu'elle eft
ainfi dans un homme, qui d'ailleurs fe
porte bien, fa paffion fera toujours celle
qui naît en nous, & que la Nature
avoue ; l'amour. Il faut obferver, que
par un homme qui fe porte bien, je
n'entends pas parler feulement de l'état
d'un homme dont toutes les fonctions
animales s'exécutent avec facilité, mais
encore de fa difpofition morale ; car fi
un tel homme eft d'un caractère cruel
& féroce, l'ivreffe ne le portera pas

---

[a] *Idem, ibidem.*

toujours vers les plaiſirs, & on en a
vu des exemples affreux.

LORSQUE les Turcs prennent l'o-
pium avant de livrer une bataille, ſi
cette ſubſtance avoit le droit excluſif
de diriger avec force leurs tranſports
vers les plaiſirs, l'honneur, la gloire,
la haine, la crainte, rien ne ſeroit capable de les conduire aux combats; &
un camp d'Orientaux offriroit peut-être
un ſpectacle affreux, que l'Amour verroit avec douleur, & qui porteroit le
frémiſſement dans le ſein de la Nature.
Mais, nous dit-on, il arrive tout le contraire, les Turcs après avoir pris l'o-
pium ſont étourdis dans les combats,
& laſcifs avec les Femmes. Concluons,
que l'opium eſt un poiſon, qui agit ſelon
les circonſtances: un homme ivre chan-
te avec ſes amis, ſe bat contre eux,
embraſſe ſa femme, ſelon la diſpoſition
dans laquelle il ſe trouve.

» C'eſt un poiſon pour nous, qui
» n'y ſommes point accoutumés, à
» moins que nous ne ſoyons auſſi ſains,
» auſſi robuſtes, que l'étoit M. Cha-
» ras, quand il en prit douze grains.
» Pour moi, j'ai de la peine à en don-
» ner

» ner deux ou trois grains de crud à
» mes malades les plus vigoureux, me
» souvenant toujours des funestes effets
» que j'ai vu arriver par le mauvais
» usage de ce remède, & les précep-
» tes que nous donne Zuingerus sur
» cette drogue. »

L'OPIUM, lorsqu'il n'est pas admi-
nistré par un Médecin, est un poison
pour les hommes de tous les pays; il
l'est par conséquent pour un Turc la
première fois qu'il en fait usage; & il
en résulteroit des accidens, s'il ne com-
mençoit par une dose très-foible. Sans
entrer dans des discussions étendues sur
la manière dont l'opium agit sur l'économie animale, il faut dire une fois
que l'opium agit comme les autres narcotiques. Il raréfie le sang extraordinai-
rement, & par conséquent il dilate à
proportion les vaisseaux qui ont moins
de ressort, tels que sont ceux du cerveau; d'où il s'ensuit une compression
sur l'origine des nerfs, une suspension
de la sécrétion des esprits animaux,
une cessation générale de toutes les
fonctions qui dépendent des organes des
sens, & une paralysie universelle, mais
passagère de tous les nerfs du corps, à

I. Partie.   P

l'exception feulement de ceux qui fervent au mouvement du cœur & de la
refpiration ; car fi la compreffion s'éten-
doit malheureufement jufqu'à l'origine
de ces nerfs , c'en feroit fait de la vie
de l'animal (*a*).

Il eft aifé de voir que l'opium agit ,
& doit agir fur les hommes de tous les
pays ; du moins il doit fe manifefter
dans tous les climats , par des effets
plus ou moins fenfibles. Le climat chaud,
fous lequel vivent les Turcs , peut bien
amortir un peu l'action des narcotiques ,
mais la manière dont fe conduifent les
Mufulmans y contribue beaucoup. Les
Turcs étant extrêmement fobres & ne
paffant pas un jour fans fe baigner , ils
ont les pores de la peau fort ouverts ,
les fibres fort lâches , & du fang en petite quantité ; en conféquence de tout
cela , la circulation ne fe fait qu'avec
lenteur dans de pareils corps , & leurs
vaiffeaux font très-fufceptibles de dilatation : c'eft pourquoi leur fang trouve
un efpace libre pour fe raréfier , fans
rien forcer , par l'action d'une dofe or-

(*a*) *Cours de Chymie* de Lemeri , commenté par
M: Baron. Chap. XXV.

dinaire d'opium. Il ne leur arrivera donc point de compreſſion ſur l'origine des nerfs ; à moins que par une quantité conſidérable d'opium, on n'ait porté la raréfaction du ſang, juſqu'au point de diſtendre les vaiſſeaux autant qu'ils peuvent l'être ſans ſe rompre. Or, la quantité d'opium néceſſaire pour produire cet effet, doit être extrêmement grande dans les Turcs, parce qu'avant que leur ſang ait pris aſſez de volume pour occaſioner la compreſſion requiſe, le plus grand effet de la circulation ſe porte vers la peau, où elle trouve très-peu de réſiſtance dans les pays chauds ; par là, la tranſpiration eſt augmentée conſidérablement, & l'effet ſomnifère de l'opium eſt diminué dans la même proportion (*a*).

CE n'eſt pas parce que M. Charas étoit *ſain* & *robuſte* qu'il put ſupporter douze grains d'opium. Les Turcs n'en pourroient eux-mêmes faire uſage, ſi le climat ne les favoriſoit un peu, & ſi, comme on l'a vu, le régime, les bains ne les favoriſoient particulière-

---

(*a*) *Cours de Chymie* de Lemeri, Chap. XXV.

ment (*a*). L'ufage de l'opium dépend donc de certaines circonftances pour n'avoir pas de fuites funeftes. J'ai parlé plus haut d'une femme qu'un demi grain d'opium avoit eu la faculté d'affoupir pendant vingt-quatre heures : il eft à croire qu'un grain auroit pu lui caufer la mort ; & cependant, lorfque l'on eut recours au même remède, qui avoit fi bien réuffi pour lui procurer du repos, on eut la témérité de porter la dofe jufqu'à une demi-drachme (36 grains); cette quantité ne fit dormir la malade que l'efpace de douze heures.

POUR confirmer encore ce que j'avance, que les hommes forts & fains ne font pas plus propres à prendre l'opium que les autres, je citerai M. Geoffroi l'aîné, qui dit avoir connu une femme obligé d'en prendre vingt-fept grains par jour, pour calmer les douleurs que lui caufoit un cancer. Je ne crois pas que dans nos climats on donne impunément une pareille dofe

______

(*a*) On verra ailleurs combien ils doivent d'avantages à l'habitude qu'ils ont de fe mettre dans l'eau fréquemment.

d'opium à un homme, si fort & si sain qu'on le suppose. Tout dépend donc de certaines dispositions actuelles, qu'il seroit néanmoins imprudent d'assurer exister, pour donner l'opium à dose considérable. « Un corps n'est médi-
» cament, qu'autant qu'il est appliqué
» à propos, ou qu'il y a opposition
» entre l'état de nos parties & celui
» où elles doivent être en santé, ou
» qu'elles doivent acquérir par l'appli-
» cation du remède....... La vertu mé-
» dicamenteuse d'un corps est toujours
» conditionnelle ; elle dépend de l'état
» des parties fluides ou solides de l'hom-
» me qui en use, & peut devenir nui-
» sible ou venimeuse, si l'état de
» l'homme est sain (*a*). »

VENETTE, comme Médecin, auroit dû nous donner ses observations sur les suites funestes causées par le mauvais usage de l'opium, qu'il a eu occasion de voir. En ajoutant aux histoires malheureuses que nous ont laissés d'excellens praticiens (*b*), il eut rendu le récit

____

(*a*) M. de Sauvages, *Dissertation sur les Médi-camens.*

(*b*) Zuingerus, Stahl, Willis, Hoffman, Sennert, Sanctorius, &c. &c.

174 *Des Aphrodisiaques, ou remèdes*
suivant moins dangereux pour quelques-
uns de ses lecteurs.

» JE ne m'étonne pas si les Turcs
» & les autres Orientaux ont une in-
» clination si déréglée à prendre de
» l'opium pour jouir d'une volupté in-
» dicible. »

ENCORE une fois, l'opium est un
besoin pour qui y est accoutumé. On
commence à en prendre par débauche,
& dans les mêmes vues qui font prendre l'électuaire *de satyrio* à quelques
débauchés de notre climat, mais on
ne peut se passer d'opium par la suite (*a*).
Les couriers en Turquie, qui sont chargés des dépêches pressées, en prennent
le long de leur route ; ils en font usage
quand ils se trouvent exténués, & il
leur redonne de la force & du courage (*b*). Beaucoup parmi nous usent

______

(*a*) Les Turcs, pour rendre plus délicieux l'o-
pium qu'ils prennent à leur fête appellée *Biram*,
y mêlent quelque chose qui le rend en effet fort
gracieux au goût : & c'est là sans doute ce qui le
met si fort en vogue chez eux. Voilà ce qui leur
en fait une habitude & une nécessité. *Abrégé des
Transactions philosophiques.* Vol. II.

(*a*) Un Courier alloit de Constantinople chez M. 1
Samuel Barnadiston ; étant entré sur la route dans

dès liqueurs par besoin, d'autres pour
le seul plaisir qu'ils y trouvent ; mais
certainement un étranger, qui n'auroit
aucune connoissance de nos boissons, ne
manqueroit pas de dire que les François font usage de liqueurs pour le plaisir seulement ; peut-être même diroit-
il, pour s'exciter à le débauche avec les
femmes, parce qu'il auroit observé que
le vin entraîne les hommes vers la volupté ; il pourroit penser également que
les hommes ivres jouissent d'une sorte
de félicité, s'il observoit ceux qui, lorsqu'ils ont bu, exaltent leur bonheur
par les chansons les plus gaies & les
plus animées. On peut donc dire que
cette *volupté indicible*, n'est pas telle
qu'on s'efforce de nous le persuader,
& qu'elle a plutôt, comme chez nos
buveurs, son siége dans l'imagination
troublée, que dans une sensation réelle
qui affecte l'homme. Je pourrois encore

---

une maison, il y tomba comme mort ; toute la maison étant surprise & intriguée de cet événement,
un des valets, qui jugea que cette défaillance venoit de ce que le courier avoit consumé toute sa
provision d'opium, lui en fit entrer de force un peu
dans la bouche : le courier revint aussi-tôt à lui ; &
confessa que le valet lui avoit tenu lieu d'un bon
Médecin. *Dict. de Méd.* à l'art. OPIUM.

ajouter , pour confirmer ce que j'avance , qu'on a donné quelquefois une quadruple dose d'opium à des maniaques , sans qu'on ait pu leur donner cette tranquillité d'ame , ces extases , qu'on devroit s'empresser de procurer dans une maladie , où les assistans ont tout à craindre de la part du malade (*a*).

» POUR moi , qui ai éprouvé les
„ vertus de cette drogue , dans une
„ maladie presque désespérée en 1688 ,
„ je dirai sincèrement ce que j'en ai
„ ressenti. Tous les remèdes m'étoient
„ alors inutiles dans les vomissemens
„ excessifs , dans le fâcheux cours de
„ ventre que je ressentois. Je crus qu'il
„ n'y avoit point au monde d'autre
„ moyen de me sauver , que de pren-
„ dre deux grains d'extrait simple d'o-
„ pium. Je ne l'eus pas plutôt pris que
„ je me sentis guéri , comme par mi-
„ racle , & que pendant un jour en-
„ tier je ressentis des plaisirs que je ne

______

(*a*) C'est une observation qu'a fait M. Méad, & ce que nous avons dit plus haut, d'après M. Lorri, confirme encore cette vérité.

,, ſaurois exprimer. Une petite vapeur
,, douce & chatouillante couloit inſen-
,, ſiblement, comme je le penſe, par
,, les nerfs & par les membranes ex-
,, ternes de mon corps. Cette vapeur
,, me cauſoit une volupté exceſſive,
,, car depuis la nuque du cou & les
,, épaules juſques au croupion, je ſen-
,, tois un chatouillement qui me cau-
,, ſoit un plaiſir parfait ; puis cette va-
,, peur agréable étoit portée aux pieds
,, & aux genoux, où je reſſentois en-
,, core, principalement autour de la
,, rotule, des chatouillemens inexpli-
,, cables. Ce plaiſir ſe fit reſſentir plu-
,, ſieurs fois en ſommeillant, pendant
,, ce jour là, ſi bien que je ne fus pas
,, marri d'avoir été malade, pour avoir
,, reſſenti des plaiſirs, qui ſont une om-
,, bre de ceux du ciel & une image
,, d'une félicité bien imaginée. ,,

VENETTE ne donne pas un état aſſez circonſtancié de ſa maladie, pour
qu'on puiſſe juger ſi l'opium étoit indiqué ou non ; ce qui eſt certain, c'eſt
qu'il dit devoir ſa guériſon à l'opium,
ainſi je ne m'arrêterai pas à un objet,
qui d'ailleurs s'écarte du mien. Mais
cette *béatitude, ces plaiſirs, ombre de*

ceux du ciel, y ont quelque rapport, & Venette en parlant de l'effet, auroit dû s'attacher davantage à la cause.

DANS l'état où il se trouvoit, son imagination fut aisément exaltée; & ce qu'un autre auroit peut-être pris pour de la douleur & un mal-aise général, Venette le prit pour cette volupté dont il s'efforce de nous donner une idée. Il est constant néanmoins, que lorsque l'opium commence à agir sur les membranes de l'estomac, [partie si délicate qu'elle a été regardée par quelques philosophes comme le véritable siége de l'ame], il y cause une sensation (peut-être agréable pour quelques personnes), qui par le moyen des nerfs qui en sont affectés, peut se communiquer dans d'autres parties ; mais il y a loin de cette sensation à l'espèce d'extase, à cette félicité dont il est question.

ON est obligé de convenir, que si l'opium occasione dans quelques circonstances une légère sensation de plaisir, l'imagination a encore beaucoup de chemin à faire pour conduire l'homme à cette félicité suprême. Les Charlatans Indiens se servent de l'opium, (qu'ils mêlent néanmoins avec quelqu'autre fubſtance), pour jeter ceux qui en uſent dans une ſorte de délire, qu'ils prennent pour des extaſes réelles. Ces charlatans annoncent même d'avance, tout ce que l'on verra ou entendra dans l'extaſe, & en effet tout cela arrive ; mais on ne doit pas en être ſurpris.... Combien de gens croient avoir vu le Diable, avoir affiſté au Sabat, après que leur imagination a été échauffée par quelqu'un de ces impoſteurs qu'on honore du nom de magicien !

CHEZ les Siamois l'opium eſt abſolument une marchandiſe de contrebande, parce que les effets qu'il produit ont cauſé, en différens temps, les plus grands ravages. Le Roi actuellement régnant a prononcé la peine de mort contre pluſieurs de ſes ſujets qui avoient introduit de l'opium dans ſon Empire...... Quel eſt le motif puiſſant qui excite les Siamois à expoſer leur vie pour ſe ſatisfaire ? On le croiroit à peine ! Ce n'eſt plus ici une ſubſtance qui a la vertu de donner à l'homme des talens prodigieux en amour........ l'opium fait rêver les Siamois, & c'eſt pour ſe procurer des ſonges qu'ils bra-

vent la Loi ! Le plus grand nombre
de ceux qui font usage de cette substance le prend en fumée, ce qui les
fait tomber dans une ivresse assoupis-
sante : ils disent alors qu'ils ont des
idées sublimes & magnifiques. L'Auteur de l'*Histoire de Siam*, en traitant
cet objet, ajoute des réflexions qui
viennent à l'appui de ce que j'ai dit
déjà des effets de l'opium & du vin
sur les différens individus. « Chacun
» a des songes conformes à son tem-
» pérament : l'ambitieux voit à ses
» pieds des Rois & des esclaves en-
» chaînés : le bilieux est frappé d'un
» spectacle d'horreur & de perversité :
» les caractères doux & bienfaisans
» voient tous les hommes leur souri-
» re...... Enfin il n'est rien de si sacré
» que le Siamois ne soit prêt d'enfrein-
» dre pour se procurer l'opium, qui se
» vend poids pour poids de l'argent :
» ce qui n'est pas étonnant chez un
» peuple persuadé que les songes sont
» les livres où les destinées sont écri-
» tes (a). »

____

[a] *Histoire Civile & Naturelle du Royaume de
Siam*, &c. 1771, tome I.er chap. IV.

EN raſſemblant ce que les Voyageurs dignes de foi ont dit de l'opium, on verra que cette ſubſtance ne paſſe pas même dans les pays ou on l'emploie pour un aphrodiſiaque puiſſant.

QUE l'*Orchis* provoque ou non à l'amour, nous avons vu ce que l'on en doit croire (*a*), mais il n'eſt pas moins vrai que les Turcs, les Perſans, les Chinois, ont un orchis qu'ils emploient communément pour s'exciter à la jouiſſance : l'opium n'eſt donc pas regardé chez ces peuples comme capable de remplir les déſirs à cet égard ? Si les Siamois emploient l'opium, c'eſt pour découvrir leurs deſtinées dans les ſonges qu'ils s'imaginent ſe procurer par l'uſage de cette ſubſtance ; ils ont recours à l'*Arach* & au *Bétel* pour s'exciter à l'amour.

DANS l'Empire du Mogol, où l'opium, au rapport de M. Tournefort, eſt auſſi commun dans les boutiques que le tabac l'eſt dans les nôtres, les habitans en font uſage par habitude,

---

(*a*) Voyez au commencement de ce Chapitre ce qu'on a dit des *Orchis*, & particulièrement du *Salep turcarum*.

mais ce n'eft qu'après l'avoir mêlangé
avec la rhubarbe ou fon extrait. Prof-
per Alpin & Bellonius, ont dit que les
Egyptiens ufoient d'opium pour fe rendre plus joyeux & plus intrépides, mais
que ceux qui s'en fervoient, étoient néanmoins moins réglés dans leurs fonctions
que ceux qui s'en abftenoient, étoient
plus froids, paroiffoient toujours ivres,
ftupides, affoupis, d'un commerce im-
praticable, &c.

Le feul effet que produit l'opium fur
les Perfans, eft l'ivreffe ; & lorfque
dans ce pays on veut défigner un homme ivre, on dit qu'il a mangé de
l'opium. Le Gouvernement s'efforce en
vain de profcrire l'ufage de cette fubftance, il ne peut y parvenir. Quelques
exemples qu'il y ait que l'opium altère
vifiblement la fanté, les Perfans font
toujours paffionnés pour cette drogue,
& la prennent en décoction, en pilules,
ou la mêlent au tabac qu'ils fument [a].

Mais, dira-t-on, pourquoi fi l'o-
pium eft auffi dangereux qu'on veut le
perfuader, ces peuples s'obftinent-ils à
en faire ufage ? Il feroit aifé de répondre

____

(a) *Mélanges intéreffans & curieux*, &c. tom. VII.

à cela par plufieurs exemples frappans qui prouveroient, que les préjugés font admettre aux hommes de tous les pays, des ufages qui leur font les plus contrai-res..... N'humilions point l'amour-propre de nos compatriotes, & cherchons dans des climats éloignés un fait qui prouve ce qu'on avance ici.

LES Siamois font un ufage continuel d'un mélange de bétel, d'arecque, de chaux & de tabac en feuilles, dont ils fe frottent les dents & les gencives, pour fe conferver la bouche faine & la préferver de la corruption. Cet ufage eft général ; rien ne pourroit le détruire. Ne fera-t-on pas furpris en apprenant que malgré la confiance que les Siamois ont dans cette compofition, leur langue eft cavée en plufieurs endroits, qu'ils font obligés de la racler tous les matins pour nettoyer le limon que toutes ces drogues leur caufent, & qu'enfin on voit très-peu d'hommes qui aient confervés leurs dents jufqu'à un certain âge (a) ! Dites à un Perfan que l'opium, que l'habitude & le préjugé lui font employer, lui eft contraire,

____

(a) *Hiftoire de Siam*, &c. tom. I.er chap. XII.

c'eſt dire à un Siamois, que les moyens qu'il met en uſage pour ſe conſerver la bouche ſont préciſément ce qui la lui corrompt. Ni l'un ni l'autre ne vous en croiront.

WEDELIUS nous apprend que l'opium cauſe, aux perſonnes d'un tempérament chaud, des pollutions nocturnes & un priapiſme continuel, *ſur-tout lorſqu'elles ont de la diſpoſition à ces maladies ;* auſſi, ajoute ce Médecin, eſt-il un puiſſant aphrodiſiaque, quand on le mêle avec de l'*ambre* ou de l'eſſence d'ambre.

CET Auteur reſtreint les vertus de l'opium, en convenant qu'il agit, relativement à l'amour, ſur les perſonnes qui y ſont aſſez diſpoſées, & en lui donnant l'ambre pour ſecond, lorſqu'il s'agit d'émouvoir le tempérament. Mais on ne donne que rarement l'ambre en ſubſtance, à moins que ce ne ſoit pour aromatiſer quelques remèdes compoſés ; à l'égard de l'eſſence d'ambre, elle peut par ſa qualité pénétrante & cordiale, réjouir les eſprits & par conſéquent diſpoſer à l'amour, ſans qu'elle mérite pour cela plus que d'autres compoſitions le titre impoſant d'aphrodiſiaque.

JE

Je crois que l'on peut encore diminuer la réputation accordée à l'opium, d'après l'explication que j'ai donné de la manière dont il agit.

En convenant qu'il raréfie & augmente le mouvement du sang à un dégré extraordinaire ; qu'il gonfle les vaisseaux sanguins ; que ceux-ci, dans cet état, preffent les nerfs, & interrompent le cours des efprits & des autres liqueurs contenues dans les vaiffeaux plus foibles; on concevra que l'opium & les autres narcotiques, peuvent, doivent même donner à l'homme le figne extérieur qui annonce fa valeur auprès des dames. Mais fi l'on fait réflexion , que les nerfs & les autres canaux font en quelque forte obftrués pendant l'action de l'opium [a] , on conclura que cette fubftance doit produire de violens defirs, augmentés par un appareil qui femble annoncer qu'on peut les fatisfaire ; mais en même temps, une forte d'impuiffance qui a fa fource dans la trop grande vigueur du principal or-

[a] De l'aveu des Médecins , l'opium arrête toutes les évacuations, celles de la falive , des urines, des felles , &c. il n'y a que la fueur qu'il augmente.

Q

gane de nos plaisirs. Ma conjecture est appuyée sur des observations.

On nous dit que les Chinois qui sont établis à Batavia, se servent d'un certain électuaire qu'ils nomment *af-fion* (*a*) pour s'exciter à l'amour ; son effet, dit-on, est si violent qu'il produit en eux une passion brutale, qui dure toute la nuit, & qui oblige souvent leurs maîtresses à s'échapper de leurs bras. Je crois que les effets que produit l'*affion*, ne sont autre chose, que ce qu'on vient de dire. La passion brutale des Chinois est causée par l'état dans lequel ils se trouvent, & qui semble leur annoncer à chaque instant le moment de la jouissance. L'obstacle les irritent, ils persévèrent sous les auspices heureux qu'ils croient entrevoir ; mais cet état de rigidité n'est pas le seul nécessaire pour s'enivrer des délices de l'amour, ils ne peuvent suppléer à ce qui manque à leur bonheur.... La victime de leurs desirs s'échappe à des caresses brutales qui semblent étrangères au plaisir ; elle fuit un barbare qui

____

[*a*] Cet électuaire est composé avec l'opium, que l'on donne aussi en liqueur ; elle s'appelle *Maslach*.

s'annonce dans la lice amoureuse avec des armes redoutables qui peuvent blesser , sans pouvoir même sentir ni goûter le prix de la victoire (*a*).

ENFIN , pour confirmer mon opinion sur la vertu de l'opium pris comme aphrodisiaque , il faut ajouter que l'on est tellement persuadé qu'il arrête toutes les évacuations, excepté la transpiration , que d'habiles praticiens ont guéri des hommes , que des évacuations trop fréquentes de la liqueur séminale épuisoient , par le moyen de l'opium. Je sais qu'il seroit dangereux de donner cette substance dans tous les cas où il faut s'opposer à l'amour : M. Tissot fait même voir qu'elle seroit préjudiciable dans plusieurs circonstances ; mais il n'est pas moins vrai qu'il en est aussi quelques-unes, où un moyen d'arrêter les pollutions nocturnes, est d'employer des compositions dans lesquelles entre

---

(*a*) Mais pourquoi ces hommes s'obstinent-ils à continuer l'usage de l'*affion* ou du *maslach* ? Je demanderai pourquoi les Siamois ne quittent pas celui de leur poudre corrosive , quoiqu'il leur soit facile de se convaincre que ses effets sont très-opposés à ceux qu'ils en attendent ?

l'opium , & ces circonstances sont indiquées dans l'*Onanisme* (*b*).

DES hommes d'un caractère sombre
& par conséquent peu communicatifs ,
ont cherché des moyens extraordinaires
de se procurer une sorte de sensation
voluptueuse qu'eux seuls pussent goûter.
C'est un chapitre à placer dans l'histoire des délires de l'esprit humain , que
les égaremens dans lequel il se plonge
pour goûter le plaisir.

Un jeune homme de Paris , s'en-
fermoit dans sa chambre , se serroit la
poitrine , le ventre , les bras , les poi-
gnets , les cuisses & les jambes avec des
cordes à nœuds coulans , dont les
bouts étoient fixés à des clous plantés
dans les quatre murailles. Ce jeune
homme , qui fut sur le point de perdre
la vie dans une des expériences qu'il
faisoit sur le plaisir , avoua que lorsque
la compression des ligatures étoit arrivée à un certain point , les souffrances qu'il avoit d'abord essuyé étoient
délicieusement payées par la sensation
agréable qui succédoit.

(*a*) Art. IV. Sect. XII.

CE moyen extraordiraire de se pro-curer du plaisir, ne tentera, je crois personne. En supposant, & il faut ab-solument le faire, que la cervelle du Méchanicien fût dérangée, on conce-vra qu'il falloit peu de chose pour exciter son imagination; ou bien, il faut croire que cet état critique où l'homme a presque toutes ses fonctions suspendues, où il tient encore au monde en tou-chant à la mort, offre des délices qu'il n'est pas aisé de concevoir, & que je n'entreprendrai pas d'expliquer.

UN cavalier Irlandois, qui fut re-tiré du fond de l'eau sans connoissan-ce, en avouant l'obligation qu'il a à un maréchal des logis qui fut son li-bérateur, assure que sa présence lui inspire une horreur secrette & invin-cible. Ce sentiment plus fort que lui, provient, dit-il, de ce qu'il goûtoit dans ce gouffre profond une quiétude délicieuse & inexprimable (*a*).

Un certain Capitaine Montagnac,

(*a*) *Anecd. de Méd.* prem. part. Anecd. XX. On peut aussi voir dans le même Ouvrage quel-ques autres observations analogues, & l'explication que l'Auteur donne de ces phénomènes.

étant tombé jusqu'à trois fois d'une
potence, par la rupture de la corde
qui l'y attachoit, & étant donné ensuite au Vicomte de Turenne, se
plaignoit de ce qu'ayant perdu en un
moment toute douleur, on l'avoit
tiré d'une lumière si agréable, qu'elle
ne pouvoit se représenter (*a*).

ON a aussi cherché les moyens de
se procurer les forces nécessaires pour
goûter le plaisir, dans certaines préparations célébrées par les Alchymistes.
Frappés par l'éclat de l'or, son indes-
tructibilité & ses autres qualités, quelques hommes se sont imaginés que ce
métal pouvoit porter dans l'économie
animale une source de vie intarissable.
Des charlatans ont abusé de la crédulité des hommes riches & voluptueux,
pour leur faire payer très - cher des
préparations, dans lesquelles on faisoit, dit-on, entrer l'or sous différentes formes. J'ai lu dans des Mémoires
du dernier siècle, l'histoire d'une femme, qui pour se procurer un héritier,

______

(*a*) *L'Esprit de la Mothe le Vayer*, pag. 25 &
suivantes.

ranimoit les reſſorts d'un tempérament épuiſé, en prenant tous les matins pour cinquante francs *d'or potable* dans un bouillon. Cette compoſition, qui dans le temps, jouit d'un certain crédit, n'étoit qu'une teinture tirée de végé-taux, ou de minéraux qui pouvoient fournir une couleur approchante de celle de l'or, mais dans laquelle les charlatans ſe gardoient bien de faire en-trer un métal auſſi précieux. Eh qu'au-roit-il produit ? Les Chymiſtes ſavent combien ſa décompoſition eſt impoſſible à certains égards; les Médecins n'igno-rent pas que l'or ne peut paſſer dans le ſang; qu'il agit ſeulement ſur l'eſto-mac & les inteſtins, comme un purgatif violent, lorſqu'il eſt préparé.

On a mis en réputation depuis quel-ques années, une teinture d'or, connue ſous le nom *d'or potable de Mademoi-ſelle Grimaldi*, & dont quelques per-ſonnes vantent les effets merveilleux dans tous les cas où il s'agit d'animer & de fortifier. M. Baron a démontré que cette liqueur étoit nommée impro-prement *or potable*, & même *teinture d'or*, puiſque l'or ne peut ſe décomposer par aucune sorte de dissolvant, & que par conséquent toute la vertu médicinale de cette teinture ne peut être attribuée qu'à l'huile essentielle de romarin, à la quantité d'esprit de vin qui fait la base de cette teinture; & enfin, à la combinaison de ces liqueurs, avec une portion des acides de l'eau régale, qu'on emploie dans cette composition, pour dissoudre l'or.

CE n'est pas dans les entrailles de la terre qu'il faut chercher les moyens de pouvoir s'immortaliser en multipliant l'espèce humaine, & c'est ici que l'on peut appliquer ce que disoit un homme célèbre dans l'art de prolonger la vie. Chercher ce secret, dit-il, dans les minéraux & les métaux, paroît une injure faite à la Nature. Elle auroit renfermé dans les entrailles de la terre un trésor si utile! Elle qui veut que tout vive, auroit caché dans des matières si peu propres à être nos alimens, ce qui doit prolonger la vie! & ce ne seroit que par les opérations les plus subtiles de la Chymie qu'on parviendroit à suivre le dessein de la Nature le plus marqué!

qué (*a*) ! Gardons-nous de le croire ; si les substances que l'on a tiré des entrailles de la terre sont de la plus grande utilité pour la conservation des hommes, c'est que les maux, auxquels ces substances remédient, sont hors de la Nature ; c'est que dans l'état où elle a mis l'homme sur la terre, il pouvoit se passer d'un métal salutaire, qui est devenu, si j'ose le dire, plus précieux que l'or pour une grande partie des hommes. Les maux qu'ils ont accumulés sur eux étant hors de la Nature, ils ont cherché des remèdes hors de la Nature, car j'appelle ainsi tout ce qui ne s'offre pas à la surface de la terre, tout ce qui demande certaines préparations. Enfin, la Chymie, ars si utile dans les circonstances actuelles, devoit être inconnue à l'homme primitif, parce qu'elle n'avoit aucune relation avec son état. C'est dans les jardins de la Nature, & non dans les laboratoires de la Chymie, dit M. Clerc, que naîs-

---

(*a*) *Œuvres de M. de* Maupertuis, tom. II. Lettre XIX.

I. Partie. R

sent les secours vraiment faits pour
l'homme (*a*).

CETTE réflexion appuie encore ce
que j'ai avancé ailleurs au sujet des
moyens que l'on emploie pour domter le physique de l'amour. Cet effort est désavoué par la Nature ; aussi
n'a-t-elle répandu sur la terre aucuns
végétaux capables de briser le tempérament. On ne trouve pas plus de res-
source en pénétrant l'intérieur de la
terre , tant la réflexion de M. de Maupertuis est juste.... *La Nature veut que
tout vive* ! Et c'est par cette raison qu'elle n'a pas produit non plus des substances capables de conduire l'homme à la
mort par l'excès des plaisirs.

ELLE a répandu sur la surface de la
terre , des alimens capables de réparer
les pertes que les corps font continuellement, & ceux-là suffisent pour nos
besoins de toute espèce. Le régime que
j'ai prescrit dans le chapitre précédent , ..
convient à ceux qui ont besoin de
stimulant pour l'amour : ils trouveront
encore d'autres secours dans le Chapi-

(*a*) *Histoire Naturelle de l'Homme malade*
Tom. I.e

tre fuivant, & dans celui qui a pour
objet la Stérilité. Le but que je m'étois
propofé dans celui-ci fe trouve rem-
pli, fi j'ai démontré que la Nature
ne fouffre pas de violence dans les fonctions naturelles, & qu'aucune des fubftances que l'on vante comme capables
d'embrafer les hommes de la paffion la
plus violente, ne fe prête à feconder les
vues de ceux qui les emploient.

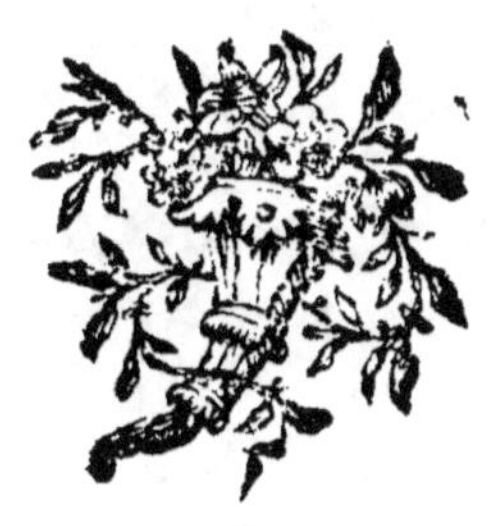

CHAPITRE V.

De l'Impuissance.

Vois ces spectres dorés s'avancer à pas lents ;
Traîner d'un corps usé les restes chancelants,
Et sur un front jauni, qu'a ridé la mollesse,
Etaler à trente ans leur précoce vieillesse :
C'est la main du plaisir qui creuse leur tom-
   beau ,
Et bienfaicteur du monde , il devient leur
   bourreau (a).

LES qualités nécessaires pour donner naissance à un individu , ont été accordés à tous les êtres animés , & jusqu'aux approches de leur dissolution , ils peuvent, s'ils ont été économes de leurs plaisirs , jouir du plus beau privilége qu'ait accordé la Nature. Un vieillard qui n'a pas abusé du printemps de son âge , peut encore offrir quelques sacrifices à l'Amour ; celui au contraire , qui a accéléré l'instant de la jouissance , qui a multiplié ses plaisirs en irritant la volupté , est incapable

____

(a) M. Thomas, *Epître au Peuple.*

d'en jouir lorsqu'il touche au terme marqué par la Nature, pour étendre, communiquer, perpétuer son existence. C'est en vain qu'un tel homme voudroit réaliser les plaisirs qu'une imagination presque éteinte lui rappelle encore ; c'est en vain qu'il auroit recours aux moyens dont j'ai parlé, puisque l'on a vu combien peu il y faut compter. Un homme dans cet état malheureux a besoin des secours de la Médecine pour conserver son existence, s'il peut aimer la vie étant privé de ce qui en fait souvent le bonheur : traîner des jours tristes, en proie aux remords, jusqu'à ce que la Parque termine une vie mêlée d'amertume, est bien assez pour un tel homme. Qu'il ne pense donc pas à laisser à la postérité des descendans, qui sans être coupables des excès de leur père, en partageroient la peine. Ce n'est pas pour cet homme que j'écris ; mais il en est chez qui des obstacles, qu'ils ne se sont pas attirés, s'opposent au bonheur qu'ils auroient d'être pères.

Je suppose un individu auquel la Nature n'a rien refusé de ce qui peut coopérer à la propagation de son espèce ;

mais qu'une foibleſſe héréditaire, ou
une langueur, ſuites aſſez ordinaires des
maladies aiguës, mettent hors d'état
d'offrir à l'Hymen le tribut que tout
homme paie ſi volontiers. Si cet homme, malheureux ſans l'avoir mérité, me
confie ſon état, & que je puiſſe le conſoler, je le ferai. Rien, je crois, ne s'y
oppoſe ; il ne s'agit pas de chercher les
moyens honteux qu'invente la débauche pour faire illuſion à l'impuiſſance :
il ne faut que preſcrire un régime qui
puiſſe aider la Nature ſans la forcer.

Je ne propoſerai pas l'exemple de
Tamerlan ; père de cent enfans, &
vainqueur de cent peuples, qui ſe faiſoit fuſtiger par eſprit de débauche : ni
celui du philoſophe Peregrinus, dont
Lucien nous a conſervé l'hiſtoire. Ce
cynique porté aux plaiſirs de l'amour ſe
fouettoit en public, & environné d'une
foule de peuple, commettoit l'action
infame que l'on a tant de fois reproché à
Diogène [a]. La fuſtigation doit exciter
les parties que l'on cherche à émouvoir ; mais la Religion proſcrit ce moyen

____

(a) Voyez, dans la traduction de Lucien, par
d'Ablancourt, tom. III, *la mort de Peregrinus.*

d'appeller la jouissance : elle ne pourroit être tolérée que dans quelques circonstances où les Médecins l'ordonneroient pour féconder les caresses stériles des époux.

COELIUS RHODIGINUS rapporte l'observation d'un homme, qui ne pouvoit consommer la jouissance, s'il n'étoit violemment excité par des coups de fouet qui lui mettoient le corps en sang. Othon Brunsfeld, dit la même chose d'un homme, qui de son temps étoit à *Munick*. Un écrivain, qui a traité *des passions des parties génitales*, assure qu'on peut se provoquer à l'amoureux déduit, lorsqu'on se trouve froid à cet égard, en se piquant ces parties avec des orties vertes (*a*).

SENEQUE parle d'une courtisanne qui réveilloit l'amour de son ami, lorsqu'il cessoit de l'aimer, en ayant recours à la fustigation ; & une jeune fille aimoit d'autant plus éperdument Cornelius Gallus, qu'elle étoit rigoureusement fustigée par son père (*b*). M.

[*a*] Voyez l'*Histoire des Flagellans*, où l'on fait voir le bon & le mauvais usage des flagellations, &c. par l'Abbé Boileau. Chap. X.

(*b*) *De la maladie d'Amour, ou mélancolie Erotique*, chap. XXXVII.

l'abbé Chappe , qui voyageant en philofophe ami de l'humanité , s'eft attaché à obferver tout ce qui pouvoit influer fur la population, remarque que les coups de verges que l'on reçoit dans les bains de vapeurs en Ruffie, donnent de l'activité aux fluides, & du reffort aux organes : » la flagellation, » dit-il, anime les paffions » (a).

IL feroit facile de raffembler plufieurs autres obfervations , pour prouver l'efficacité de la flagellation dans certaines circonftances , fi ceux qui en font les fujets, n'avoient pratiqué cette manœuvre dans les vues de pouffer la lubricité à fon dernier excès...... Ce feroit être en quelque façon leur complice que de s'appefantir fur leurs débauches effrénées. Je me hâte de paffer à des moyens plus doux & moins repréhenfibles de corriger l'impuiffance.

EN traitant les tempéramens, j'ai fait remarquer ceux qui portoient néceffairement l'homme vers les plaifirs. On a vu que le fanguin, le bilieux furtout , le mélancolique même , étoient

____

(a) *Voyage en Siberie fait par ordre du Roi*, en 1761 , &c. par M. l'abbé Chappe d'Auteroche, de l'Académie des Sciences , tom. I.er pag. 239.

affez difpofés à l'amour , & que le pituiteux ou phlegmatique, étoit d'une
conftitution peu favorable à lapropa-
gation de l'efpèce. L'homme qui a ce
tempérament doit donc s'obferver davantage que les autres, s'il veut être
utile à la poftérité. Je ne prétends pas
néanmoins que les hommes impuiffans
ne fe rencontrent que parmi les pituiteux : cela fe trouve plus généralement;
mais les autres conftitutions , fans en
excepter même la bilieufe , en offrent
auffi des exemples ; parce que chacune
de ces conftitutions a des vices, plus
ou moins apparens , qui peuvent produire le même effet.

NON feulement l'impuiffance a pour
caufe le phyfique , mais encore le moral , & elles influent plus ou moins
felon le tempérament. Cette idée tient
à quelques autres que je vais développer avant d'indiquer , autant qu'il eft
poffible , la méthode curative.

JE divife l'impuiffance en *habituelle*
ou *abfolue*, & en *accidentelle* ou *paf-
fagere*. Par la première , j'entends l'état
d'un homme, qui depuis fa naiffance
n'a donné aucune preuve de virilité :

la seconde est une cessation subite des
signes qui annoncent l'habileté à la
propagation de l'espèce, & cette sorte
d'impuissance est beaucoup plus commune que l'autre ; mais aussi on a tout
lieu d'en espérer la guérison, ce qui est
très-difficile dans la première espèce
d'impuissance.

VOULOIR définir l'union des séxes,
une fonction purement animale, dans
laquelle l'instinct seul agit, comme le
prétendent quelques Philosophes de nos
jours, c'est s'efforcer de dégrader la
Nature ; elle qui ne fait rien dans l'univers où l'on ne remarque des traits qui
annoncent qu'elle unit par-tout l'agréable à l'utile ! L'ensemble du monde
physique offre un spectacle enchanteur,
que l'on observe avec un plaisir nouveau si on descend dans les détails.
N'aurions-nous pas également recueilli
des fruits délicieux, quand bien même
la Nature n'auroit pas fixé notre admi-
ration par la beauté des fleurs qui les précèdent ? Ces fruits auroient-ils moins
flatté notre appétit, si l'éclat & la va-
riété de leurs couleurs n'eussent prévenu nos yeux ? Enfin, quelques animaux
seroient-ils moins sacrifiés à notre dé-

licateſſe, ſi leur forme eut été moins élégante, & la beauté répandue ſur eux avec moins de profuſion ? Pourquoi retrouve-t-on dans tous les êtres cette ſymmétrie, ces couleurs, la beauté enfin ? C'eſt que la Nature a voulu que tout fut vivant dans l'univers : que chacun des individus qui y eſt placé, fut pour le mieux poſſible, & qu'il pût fixer avec complaiſance, ſes regards ſur lui, dans toutes les gradations par leſquelles il doit paſſer..... L'homme auroit été excepté de cette loi générale ! L'auguſte fonction qu'il doit remplir, en laiſſant à la poſtérité des parcelles de ſon exiſtence, ſe feroit-elle machinalement, ou ſi l'on veut par le ſeul inſtinct ? Eh quoi ! la Nature verroit l'homme reproduire ſon ſemblable, ſans qu'il parut ſavourer les délices qu'elle attache à ces momens précieux ! La beauté ne ſeroit rien pour lui ! Preſſé par le beſoin, il jouiroit ſans connoître la jouiſſance ! Ses deſirs, ou plutôt ſes beſoins ſatisfaits, l'image du plaiſir ne ſe retraceroit plus dans ſes idées ! La femme qui auroit partagé ſon bonheur en l'augmentant, lui deviendroit indifférente, dès que l'ex-

tase...... Que cette image de l'Amour
est triste à mes yeux ! Je vois une dra-
perie sombre qui couvre le plaisir ; je
vois la Nature qui commande aux hommes de multiplier , & ceux-ci obéis-
sent comme des esclaves aux volontés
du maître impérieux qui les gouverne.
Dès-lors , tout sentiment délicat cesse ;
aucune de ces tendres émotions qui
précèdent & suivent le plaisir ; aucune
de ces douces liaisons dont la durée est
une suite de sensations délicieuses ; en
un mot , rien à l'imagination, tout à
l'instinct.

En regardant l'union des sexes , comme un acte purement physique , dégagé
de tous les accessoires qui unissent les
cœurs , l'amour , qui ne mérite plus ce
nom , offre peu d'exemples d'impuissance , puisque l'homme ne cherchant
qu'à satisfaire l'instinct , tout lui devient
égal ; & que souvent l'impuissance naît
du peu de rapport qui existe entre les
individus qui sont forcés de s'unir.
Semblable aux animaux , il oblige la
première femelle qu'il rencontre , non
pas à partager ses plaisirs , ce motif ne
peut l'animer , mais seulement à céder
à la violence des desirs , à l'impétuosi-

té, à la fureur du tempérament.

L'IMPUISSANCE, occasionée par le moral de l'amour, a sa source dans l'imagination : c'est un malheur pour quelques iudividus ; mais il résulte, de cet empire de l'imagination sur nos plaisirs, un bien général qui comble de félicité les hommes dont le cœur partage la jouissance. C'est une fleur que la Nature a jeté sur le plaisir, & qui est ornée de couleurs plus ou moins vives, selon que l'ame sent plus ou moins les transports qui l'agitent. Dans une union assortie, où les deux sexes désirent également le moment heureux qui doit les couronner, le plaisir s'offre sous les couleurs les plus belles ; c'est une rose qui se colore peu à peu, qui s'épanouit à la volupté..... D'une alliance cimentée sur des convenances qui n'existent pas dans la Nature, d'une union dont les intéressés ne ressentent pas l'alégresse du cœur, il résulte souvent des transports, que l'on me permettra de nommer *mélancoliques*, des extases *sombres* ; en un mot, des plaisirs *obligés*, naît l'indifférence ; & de là à l'impuissance, il n'y a qu'un court trajet pour beaucoup d'hommes.

C'est dans ce cas, que l'amour moral peut occafioner l'impuiffance, du moins celle que je nomme accidentelle. Ne voit-on pas des hommes, qui ayant prouvé qu'ils étoient dignes des faveurs de l'amour, ont vu s'éclipfer leur réputation fous les drapeaux de l'Hymen?

On ne peut apporter trop d'attention dans l'affortiment des mariages; de la négligence fur cet article, fuit, & on n'en a que trop d'exemples, l'impuiffance, ou ce qui revient au même pour l'efpèce, la ftérilité (*a*). Une preuve fenfible de l'influence du moral fur le phyfique dans la jouiffance, eft l'impuiffance accidentelle qui faifit quelques hommes, lorfqu'ils veulent effayer leurs forces dans les réduits

______

(*a*) En fuppofant que la Nature eut créé primitivement les animaux, pour s'accoupler fans choix dans chaque efpèce, il faut convenir que parmi ceux qui nous environnent, il y a, quoique l'on en dife, une forte de difcernement en amour. Il tiendra fi l'on veut à des rapports, à des convenances phyfiques; mais il n'en fera pas moins vrai, que l'Etalon, le Taureau, ne faillent pas avec la même ardeur indiftinctement les femelles qu'on leur préfente, & qu'il en eft même qu'ils refufent tout-à-fait, & d'autres pour lefquelles ils s'emploient & fe fatiguent inutilement. Une chienne choifit quelquefois entre dix mâles de fon efpèce qui l'environnent, celui qui doit la couvrir.

confacrés à la débauche. *Ariste* a prouvé fa vigueur en amour, lorfque fon cœur étoit d'intelligence avec fes fens: un moment d'ivreffe le conduit chez *Laïs*; elle expofe des charmes redoutables, *Ariste* s'enflamme par les yeux, il va fuccomber, lorfque l'imagination s'arrête, & peignant le vuide des plaifirs qui lui font offerts, *Ariste* eft dans l'impoffibilité de confommer un acte dans lequel le cœur ne veut point paroître. Si *Ariste* eft fage, il fuira un objet témoin de fa foibleffe, & dans le fein de l'époufe qui le chérit, il ira reprendre la qualité d'homme. S'il s'obftine à lutiner fa foibleffe, fi *Laïs* en rougiffant du peu de fuccès de fon art, y emploie les dernières reffources, *Ariste* perdant la trace des vrais plaifirs, ne les goûtera plus; fes organes, ne pouvant être émus que par les refforts qu'emploie la débauche, feront infenfibles aux tendres careffes de l'amour.

On ne peut nier que ce ne foit l'imagination qui agiffe dans ces circonftances, comme dans plufieurs autres; & notre imagination peut être émue par la beauté, la vertu, l'image d'une jouiffance extraordinaire; tandis que

la laideur, le ſpeĉtacle de la débauche, la honte, la crainte, &c. peuvent
rendre inutiles les efforts d'un homme
qui deſire les plaiſirs du cœur.

Les viſites d'experts qui décident
de la puiſſance ou de l'impuiſſance,
doivent êtreſouvent fautives, puiſque
dans les circonſtances que nous venons de ſuppoſer, les parties extérieu-
res étant conformées comme elles doivent être, on en portera un jugement
avantageux, tandis que l'homme ſera
impuiſſant ; non pas à la rigueur, mais
aſſez pour être inhabile à la génération.

Quoique la débauche ſoit aſſez
généralement la principale cauſe de
l'impuiſſance, elle n'apporte pas beaucoup de changement aux parties extérieures de la génération (a) ; elle agit
avec force ſur celles qui ne ſont pas
auſſi évidentes. Les vaiſſeaux ſpermatiques, les véſicules ſéminales ſont affoiblis, relâchés ; la liqueur prolifique eſt

trop

____

(a) On a obſervé, au contraire, que beaucoup
d'hommes à la ſuite des débauches qui les avoient
épuiſés, offroient encore, mais dans un état d'atonie,
un ſpeĉtacle impoſant, qui ceſſe de l'être ſi ces
hommes exigent des effets qui répondent aux apparences.

trop peu abondante, ayant été filtrée
par des organes qui ont perdu leur reffort; les efprits animaux font en trop
petite quantité pour donner de l'action
aux mufcles érecteurs & aux éjacula-
teurs; à quoi il faut ajouter une imagination éteinte, incapable de créer
même des defirs. Ceux-ci, quoiqu'en-
fantés par l'imagination, doivent beaucoup auffi à l'état phyfique, auquel
l'imagination ne fupplée jamais. Des
hommes, qui dans l'âge de la force
n'ont pu conftater leur vigueur en
goûtant les prémices des plaifirs du
mariage, ne manquoient certainement
pas de bonne volonté. Il faut s'en prendre aux déréglemens qui ont altéré
leur conftitution, & à l'habitude où ces
hommes étoient de rencontrer le plaifir fans le chercher; habitude qui leur
rend impoffible l'acte le plus délicat
de la volupté.

L'HISTOIRE nous a tranfmis les
noms de quelques hommes célèbres
par leurs débauches; elle nous apprend
auffi leur impuiffance, lorfqu'ils ont eu
à lutter contre la virginité (*a*). Eft-il

(*a*) Théodoric, Roi de Bourgogne, fut vaillant

beſoin d'ouvrir les archives de l'hiſtoire pour y trouver des exemples de la foi-bleſſe des hommes? En jetant un coup d'œil ſur la ſociété actuelle, on ne verra que trop de preuves de la dégénération, de l'eſpèce. Combien d'hommes liſent, en rougiſſant, l'hiſtoire des peuples, chez qui les hommes riches offrent une récompenſe au pauvre robuſte qui doit leur épargner les douceurs que l'on goûte dans la première jouiſſance !

UNE eſpèce d'impuiſſance différente de celle dont on vient de parler, du moins dont la cauſe n'eſt pas la même, quoiqu'il en réſulte un effet pareil, eſt l'impuiſſance occaſionée par une paſſion trop ardente. Un amant après avoir déſiré, avec tous les feux de l'amour, la jouiſſance de ſa maîtreſſe, ſe trouve, dans l'inſtant où il doit être couronné, incapable de goûter ſon bonheur. Il n'y a aucun remède à faire pour cette infirmité accidentelle. Ne pas ſe re-

---

homme avec les courtiſannes, & ne put jamais con-ſommer ſon mariage avec Hermanberg, fille du Roi d'Eſpagne. Amaſis, *Roi d'Egypte, épouſa Laodice, très-belle fille Grecque, & lui, qui ſe montroit gentil compagnon par-tout ailleurs, ſe trouva,* dit Mon-*aigne, fort court à jouir d'elle.*

buter, en ne perdant pas la confiance que l'on doit avoir en des organes qui jusqu'alors n'ont pas démenti leur destination ; essayer peu à peu de calmer le désordre de l'imagination trop exaltée, voilà ce que l'on peut prescrire dans cette circonstance délicate. Il faut bien se garder de mettre en usage les remèdes capables d'irriter les esprits, qui ne le sont déjà que trop. Ce seroit tout perdre, que de s'obstiner à remporter une victoire que l'on obtiendra lorsque les feux de l'imagination étant plus affoiblis, une partie de ces feux viendra animer les agens de la volupté.

LES mariés, le temps étant toutleur, ne doivent ni presser, ni taster leur entreprinse, s'ils ne sont préts. Et vaut mieux saillir indécemment à estrenner la couche nuptiale.... que de tomber en une perpétuelle misère, pour s'estre estonné & désespéré du premier refus.... Avant la possession prinse, le patient se doit à saillies & divers temps, légèrement essayer & offrir, sans se piquer & s'opiniâtrer, à se convaincre définitivement soi-même (a).

____

(a) Montaigne, Liv. prem. chap. XX.

ON a des exemples ſinguliers d'une
impuiſſance, qui pour avoir quelques
rapports avec les autres, en diffère eſ-
ſentiellement. Elle n'eſt qu'accidentelle, & la cure en eſt facile, ainſi
qu'on le verra dans l'obſervation ſui-
vante (*a*).

UN noble Vénitien épouſa, à l'âge
où l'amour favoriſe un homme avec
complaiſance, une jeune Demoiſelle
très-aimable, avec laquelle il ſe com-
porta aſſez vigoureuſement, mais l'eſſentiel manquoit à ſon bonheur ; tout
annonçoit dans ſes tranſports le moment de l'extaſe, & le plaiſir qu'il
croyoit goûter s'échappoit. L'illuſion
lui étoit plus favorable que la réalité,
puiſque les ſonges qui ſuccédoient à ſes
efforts impuiſſans, le réveilloient par
des ſenſations délicieuſes, dont les ſuites n'étoient pas équivoques ſur ſa capacité. Cet époux malheureux, raſſuré
ſur ſon état, vouloit-il prouver efficacement ſa puiſſance & réaliſer ſes
plaiſirs, il en procuroit ſans pouvoir
les partager ; en un mot, l'érection

____

(*a*) Elle eſt rapportée par le Docteur Cockburn,
dans les *Eſſais de Medecine d'Edimbourg.*

la plus forte n'étoit pas accompagnée de ce jaillissement précieux qui fait connoître toute l'étendue de la volupté. On fit inutilement plusieurs remèdes pour procurer des plaisirs à un homme qui méritoit de les connoître, & que son amour confirmoit depuis assez long-temps. On pria enfin les Ambassadeurs, que la République de Venise entretient dans les différentes Cours de l'Europe, de vouloir bien consulter les plus fameux Médecins des lieux où ils faisoient leur résidence, sur la cause de cette incommodité, aussi-bien que sur les moyens dont il falloit se servir pour y remédier. J'attribuai cette impuissance, dit le Docteur Cockburn, à la trop grande vigueur de l'érection, qui bouchoit le conduit de l'uréthre avec tant de force, qu'elle ne pouvoit être surmontée par les moyens qui obligent la semence à sortir des vésicules séminales; au lieu que cette pression étant moins forte dans les songes, l'évacuation se faisoit avec plus de liberté (a).

(a) Montagne, (& l'on ne peut trop citer cet Auteur, parce qu'il traite avec sagacité les causes morales de l'impuissance,) parle de celle qui pro-

LA méthode curative fut auſſi heu-
reuſe qu'elle avoit été facile à trouver ; car quelques légères évacuations,
ſecondées du régime, y ſatisfirent entièrement.

L'ON ſait que pour procurer les
évacuations dans ces circonſtances, il
faut agir avec douceur. Les purgatifs
trop énergiques ſeroient funeſtes ; au
lieu que la ſaignée y convient mieux,
& doit, en diminuant la quantité du
fluide qui gonfle les corps caverneux,
rendre l'érection moins forte. A l'égard
du régime, il conſiſte dans l'uſage des
ſubſtances rafraîchiſſantes : les boiſſons,
qui doivent avoir cette qualité, doivent néanmoins être priſes avec ménagement, leur trop grande abondance
dans la veſſie, ſuffit, comme je l'ai dit
ailleurs, pour exciter l'érection. Les
alimens aſſaiſonnés, les liqueurs ſpi-

---

vient d'une *contention trop forte de l'ame. J'en ſais,*
dit-il , *à qui il a ſervi d'apporter à la jouiſſance le
corps même, demi raſſaſié d'ailleurs, pour endormir
la fureur des tranſports amoureux ; & ceux-là ceſſent
d'être impuiſſans, dès qu'ils ſont moins puiſſans.* Ce
paſſage démontre clairement que Montaigne auroit
connu la cauſe de l'impuiſſance du Noble Vénitien.
Les conſeils qu'il auroit pu lui donner, ſe ſeroient
trouvés différens de ceux du Docteur Cockburn,
mais ils auroient également réuſſi.

ritueufes, enfin tout ce qui porte la
chaleur dans l'économie animale, doit
être profcrit à la rigueur.

L'IMPUISSANCE, dont font attaqués les hommes qu'une fenfation douloureufe affecte, n'eft encore que paffagère ; ils doivent même s'abftenir
d'effayer leur vigueur, jufqu'à ce que
les parties qui l'annoncent, en donnent les fignes les moins équivoques.
Il ne faut pas s'y tromper ; l'érection
accompagne plufieurs maladies, & je
connois des hommes qui ne font jamais affectés par le chagrin, fans ref-
fentir dans tous leurs membres l'éré-
tifme le plus violent, quoique l'expérience leur ait démontré, qu'il étoit
impoffible de tirer parti de la tenfion
qui s'obferve à la verge.

CEUX que la mélancolie a jeté dans
l'impuiffance, doivent mettre en ufage
tout ce qui eft l'antidote du chagrin ;
mais éviter néanmoins les excès, qui
occafioneroient un ébranlement trop
vif dans l'économie animale, & auquel
fuccéderoit un état plus trifte encore
que le premier. Les Anciens qui fa-

voient, auſſi-bien que nous, juſqu'à
quel point la triſteſſe peut influer ſur
la population, avoient inſtitué des
fêtes pendant leſquelles tout le monde
ouvroit ſon cœur à la joie. Ils avoient
outre cela des compoſitions pharma-
ceutiques, dont la propriété étoit de
réveiller les eſprits; on les appelloit
letificantes, (réjouiſſans.) Les Romains
avoient encore le *Philonium Roma-*
num; les Egyptiens le *Bers* (a). Ces
derniers craignoient la triſteſſe au
point, que pour la bannir, ils avoient
recours à des moyens qui jeteroient
la crainte & l'horreur dans un autre
pays. On apportoit au commencement
du feſtin, un ſquelette pour avertir les
convives de ſe livrer à la joie & au
plaiſir, parce que le lendemain, peut-
être, ils n'exiſteroient plus [b].

ON ne peut guère preſcrire un régime

(a) Ces deux compoſitions étoient des eſpèces
d'électuaires, compoſés avec le ſafran, l'opium, le
poivre, le nard Indien, &c. Elles excitoient un délire gai & momentané, dans lequel on trouvoit vrai-
ſemblablement la même ſatisfaction monſtrueuſe que
les Européens dans l'ivreſſe, ſelon Proſper Alpin.

(b) Plutarque fait mention de cette coutume des
Egyptiens dans ſon Livre du *Banquet des ſept Sages*,

gime général pour diſſiper l'impuiſſance
que produit la mélancolie. Chaque
homme doit étudier ſon tempérament,
& faire uſage des choſes dont il s'eſt
bien trouvé, en s'abſtenant de celles
qui ont trop influé ſur lui. Tout ce qui
chaſſe la triſteſſe combat l'impuiſſance,
puiſqu'à meſure que les eſprits approchent de la gaieté & du contentement,
les fonctions naturelles ſe rétabliſſent.
Le régime doit être fort exact : tous les
alimens de difficile digeſtion, les fari-
neux non fermentés, les légumes, ne
conviennent point ici : les viandes tirées
des animaux qui ne vivent que d'her-
hes, & la jeune volaille, doivent être
le fonds de la nourriture des mélancoliques; les herbes potagères doivent en
faire l'aſſaiſonnement. On peut quelquefois unir à leur nourriture quelques
aromates légers, comme la méliſſe,
la cannelle, le mélilot : le vin blanc
& léger convient dans ces circonſtances, &c. Mais le moyen le plus favorable, & ſans lequel le régime eſt preſque d'aucun effet, eſt d'aider l'action
des alimens par un exercice modéré,
en reſpirant un air frais, & en évitant
trop de diſſipation.

I. Partie.   T

Les perſonnes dont l'impuiſſance a pour cauſe la foibleſſe qui ſuit ordinairement les maladies graves, occaſionées par l'excès des plaiſirs, ont beſoin des ſecours de la Médecine ; & c'eſt aux hommes de l'art qu'il faut recourir. Parmi les moyens qu'ils ont employés avec ſuccès, les plus efficaces ſont, ſans contredit, le *quinquina* & les *bains froids*. Le premier de ces remèdes, dit M. Tiſſot (*a*), eſt, depuis près d'un ſiècle, regardé indépendamment de ſa vertu fébrifuge, comme l'un des plus puiſſans fortifians, & comme calmant. Vingt ſiècles d'expériences exactes & raiſonnées, ont démontré que les bains froids poſſédoient les mêmes qualités. L'on doit de plus remarquer qu'ils ont, ainſi que l'air, un avantage particulier ; c'eſt que leur action dépend moins de la réaction, c'eſt-à-dire, des forces de la Nature, que celles des autres remèdes : ceux-ci agiſſent ſouvent à peine ſur le vivant ; les bains froids donnent du reſſort mêmes aux fibres mortes.

____

(*a*) Voyez l'*Onaniſme*, art. III. ſect. X.

DES Médecins célèbres attribuent au peu d'usage que nous faisons des bains, une partie considérable de nos maladies : du moins est-il vrai que les bains froids influent beaucoup sur la constitution des hommes dans les contrées où on les emploie. Les Romains leur dûrent cette vigueur étonnante qui les rendoit si redoutables. En poursuivant leurs ennemis, rien ne les arrêtoit ; couverts de sueur, on les voyoit se jeter à la nage, & traverser les rivières & les fleuves. Il seroit aisé de fortifier une Nation en suivant l'exemple des anciens, mais on n'y pourra parvenir qu'en mettant les citoyens de tous les états à portée de faire usage des bains, sans occasioner une dépense au dessus de leurs facultés. Il faudroit aussi en écarter les dangers qu'on y pourroit courir. Tous les Romains se baignoient, parce que ce qu'il en coûtoit ne revenoit pas à plus d'un liard de notre monnoie. On trouvoit dans leurs bains toutes sortes de commodités, & même des bibliothéques. Que l'on compare ces établissemens à ceux qui existent parmi nous & qui y sont relatifs..... En 1757, au mois d'Août,

T 2

on comptoit plus de cent perſonnes noyées dans la Seine (*a*) !

L'UNION du quinquina & des bains froids eſt indiquée par la parité de leurs vertus , ils opèrent les mêmes effets ; & étant combinés , ils guériſ- ſent des maladies que tous les autres remèdes n'auroient fait qu'empirer. Fortifians , ſédatifs , fébrifuges, ils re- donnent des forces, diminuent la cha- leur fébrile & nerveuſe, & calment les mouvemens irréguliers produits par la diſpoſition ſpaſmodique du genre ner- veux. Ils remédient à la foibleſſe de l'eſtomac , & diſſipent très-prompte- ment les douleurs qui en ſont la ſuite. Ils redonnent de l'appétit ; ils facili- tent la digeſtion & la nutrition ; ils rétabliſſent toutes les ſecrétions , & ſur-tout la tranſpiration , ce qui les rend ſi efficaces dans toutes les mala- dies catarrhales & cutanées. En un

---

(*a*) On a lieu d'eſpérer que lorſque les circonſtances le permettront , nous jouirons des bains également comme les anciens. Au reſte, les accidens qui réſul- tent de ce que ces établiſſemens ne ſont point encore à la portée de tous les citoyens , deviennent très- rares , par les ſages précautions que vient de prendre le Magiſtrat éclairé & bienfaiſant qui veille à la police de la Capitale.

mot, ils remédient à toutes les maladies causées par la *foiblesse*, pourvu que le malade ne soit attaqué ni d'obstructions indissolubles, ni d'inflammation, ni d'abcès ou d'ulcères internes ; conditions qui n'excluent, même nécessairement ou presque nécessairement, que les bains froids, mais qui permettent souvent le quinquina.

A des préceptes excellens, M. Tissot joint des observations qui en constatent la solidité. Un jeune homme, d'un tempérament bilieux, dit-il, instruit au mal (la masturbation) dès l'âge de dix ans, avoit toujours été dès ce temps-là, foible, languissant, cacochyme.... Il étoit extrêmement maigre, pâle, foible, triste. Je lui ordonnai les bains froids, & une poudre avec la crême de tartre, la limaille & très-peu de cannelle, dont il prenoit trois fois par jour. Dans moins de six semaines, il acquit une force qu'il n'avoit jamais connu auparavant.

L'USAGE des eaux ferrugineuses est recommandé, lorsque dans l'impuissance il s'agit de donner du ton, du ressort aux parties. On emploie les eaux de Forges, celles de Paſſy, & M. Tiſſot paroît avoir beaucoup de confiance aux eaux de Spa. « Un grand » avantage, dit-il, de ces eaux & du » quinquina, c'eſt que leur uſage fait » paſſer le lait (*a*). M. de la Mettrie » nous a conſervé une belle obſerva- » tion de M. Boerhaave. *Ce Duc ai-* » *mable*, je traduis mot à mot, *s'étoit* » *mis hors du mariage ; je l'ai remis* » *dedans par l'uſage des eaux de Spa* » *avec le lait* (*b*). »

Il n'eſt pas beſoin d'inſiſter pour démontrer de quel ſecours peut être le lait, lorſqu'il s'agit de réparer des pertes conſidérables. C'eſt l'aliment le plus ſimple, le plus facile à s'aſſimiler (*c*). On fait ordinairement uſage

______

(*a*) De bons Praticiens ordonnent auſſi, à ceux que le lait incommode, de mâcher pendant quelque temps, un peu de quinquina à midi, & un peu de rhubarbe le ſoir, juſqu'à ce que le lait paſſe avec facilité. Le quinquina donne de la force, & de la tenſion aux tuniques des canaux qui portent le chyle : la rhubarbe produit le même effet, & emporte le ſuperflu du lait avant qu'il s'accumule & s'aigriſſe.

(*b*) *Amabilis ille Dux ſe poſuerat extra matrimonium ; ego illum repoſui intra. Supplément à l'Ouvrage de Pénélope.* Voyez auſſi l'*Onaniſme*, Art. III. Sect. X.

(*c*) Le lait eſt en uſage chez toutes les Nations du

de lait de femme, d'aneſſe, de chèvre & de vache. Chacun a ſes qualités
différentes, & c'eſt la maladie que l'on
a à combattre qui doit décider pour
le choix. Le lait de vache paroît aſſez
convenir dans la circonſtance qui fait
l'objet de cet article ; mais on doit,
autant qu'il eſt poſſible, lui préférer
celui de femme. Cette liqueur eſt certainement la plus naturelle & la plus
analogue à nos corps : nous en reſſen-
tons dans l'enfance, dans la jeuneſſe,
& dans les infirmités de la vieilleſſe,
des effets ſalutaires. Il n'y a preſque
point d'abattement, ſelon le Docteur
Cheyne (a), dont cette liqueur ne

---

monde : il étoit dans les premiers ſiècles l'aliment le
plus ordinaire. Pline & quelques Hiſtoriens parlent de
certains peuples qui ne vivoient que de lait. Dans
quelques endroits des pays ſeptentrionaux, il ſe
trouve pluſieurs perſonnes qui ne mangent toute
leur vie que du pain, du beure, du fromage, & à
qui le lait tient lieu d'aliment ſolide & liquide.
Galien fait mention d'un homme qui avoit vécu
plus de cent ans, & qui ne s'étoit preſque nourri
que de lait.

(a) *Manière de traiter les maladies du corps &
de l'eſprit.* M. Cheyne a même propoſé de réduire
tous les hommes, lorſqu'ils ont atteint un certain
âge, à une diète lactée, ou à un régime dont le lait
fait la baſe. Un autre Médecin a écrit un traité *de
facili Medicinâ*, & ſon ſecret de rendre la médecine
aiſée, c'eſt d'employer le lait comme remède univerſel.

puisse relever le corps. Elle produiroit bien d'autres effets, si elle n'étoit point dépravée ou affoiblie par les alimens rances, âcres, mauvais, dont les Nourrices & les personnes de leur état font usage.

M. Tissot craint, en ordonnant le lait de femme aux hommes chez lesquels cette liqueur doit réparer les forces sans qu'il leur soit permis d'en faire l'épreuve, un inconvénient qui n'est rien moins que cela dans la circonstance dont il est question ici. « C'est, » dit-il, que le lait de femme doit » être pris immédiatement au mame- » lon qui le fournit...... Mais le vase, » n'exciteroit-il point des désirs que » l'on cherche à amortir, & ne seroit- » on point exposé à voir renouveller » l'aventure du Prince dont Capivaccio » nous a conservé l'histoire ? On lui » donna deux nourrices ; le lait pro- » duisit un si bon effet, qu'il les mit » en état de lui en fournir de plus frais » au bout de quelques mois, s'il se » trouvoit en avoir besoin. » Cette observation prouve qu'il est dangereux de faire prendre le lait de femme à un homme chez qui il est essentiel d'empêcher l'acte vénérien ; mais ne prouve-t-elle pas auſſi, que c'eſt un moyen dont on peut tirer parti pour l'impuiſſance qui a pour cauſe une extrême foibleſſe.

D'AILLEURS, l'approche du malade, lorſqu'il fait uſage du lait de femme, contribue beaucoup, ſur-tout ſi cette femme eſt jeune & ſaine, à reſtituer des forces épuiſées. Tous les corps vivans tranſpirent par des pores innombrables que nous nommons exhalans (*a*) ; & une autre eſpèce de pores, en auſſi grande quantité, pompe, abſorbe une partie des fluides qui s'émanent des corps qui ſont les plus près de nous. Il eſt aiſé de concevoir qu'une perſonne foible ſe trouvera bien d'être à portée d'*inſpirer* les germes de ſanté, ſi je peux m'exprimer ainſi, qui s'échappent continuellement d'un corps ſain & vigoureux. C'eſt ainſi que l'on explique comment la jeune fille qui couchoit avec David lui donnoit des forces, dit M. Tiſſot ; comment cette

---

[*a*] Selon les expériences de Sanctorius, célèbre Médecin d'Italie, de huit livres d'alimens, on en perd cinq par la tranſpiration inſenſible.

même tentative a réussi à d'autres vieillards à qui on l'a conseillé ; pourquoi cela affoibli la jeune personne, qui perd sans rien recevoir, ou plutôt qui reçoit des exhalaisons foibles, corrompues, putrides qui lui nuisent (*a*).

ON peut encore expliquer par ce moyen, pourquoi certaines personnes se sont mariées fréquemment avec des personnes très-saines qui peu à peu ont dépéries. On voit des hommes qui ont eu six femmes & davantage, se conserver assez bien, tandis que celles-ci perdoient la bonté de leur constitution, qui s'altéroit insensiblement. M. le Beau, dans l' *Histoire du bas Empire*, rapporte le triomphe d'un mari sur une femme qui offrit un sepectacle singulier. Rome, dit cet Historien, qui, depuis long-temps, avoit perdu l'habitude de voir des triomphes, en vit un sous le règne de Théodose, d'une espèce toute nouvelle, & aussi frivole que Rome elle-même l'étoit devenue, en comparaison de ce qu'elle étoit autrefois. Un homme du peuple ayant déjà enterré vingt femmes, en épousa une qui

―――――――――――――――

(*a*) Art. II. Sect. VIII.

avoit rendu le même office à vingt-
deux maris. On attendoit avec impatience la fin de ce nouveau mariage,
comme on attend l'issue du combat
entre deux Athlétes célèbres. Enfin la
femme mourut; & le mari, la cou-
ronne sur la tête, & une palme à la
main, ainsi qu'un vainqueur, con-
duisit la pompe funèbre au milieu des
acclamations d'une populace innombrable.

IL seroit cruel d'exposer la santé
d'une personne saine en la faisant approcher d'un homme dont les pores
n'exhaleroient que des fluides putrides & corrompus; cependant, dans
le cas d'impuissance causée simplement
par la foiblesse, on ne peut pas soup-
çonner une grande quantité de ces
fluides infects; d'ailleurs dans cet état,
la transpiration se réduit à très-peu de
chose; on inspire beaucoup plus qu'on
ne transpire, en sorte que l'on peut
espérer un soulagement sensible, sans
que la personne qui le procure en ressente de mauvais effets.

LE Médecin Capivaccio, dont j'ai
parlé plus haut, connoissoit bien les ef-

fets falutaires de cette tranfpiration *inoculée*, puifqu'il faifoit coucher fon malade entre fes deux nourrices, & qu'il eft vraifemblable que l'infpiration de leur expiration contribua beaucoup à rétablir fes forces (*a*).

UN autre Médecin, contemporain de Capivaccio, confeilla à un jeune homme, qui étoit dans le marafme, le lait d'aneffe, & de coucher avec fa nourrice, qui étoit une femme extrêmement faine & à la fleur de fon âge; ce confeil réuffit très-bien, & on ne le difcontinua qué lorfque le malade avoua qu'il ne pouvoit plus réfifter au penchant qui le portoit à abufer de ces forces revenues.

ON pourroit, felon M. Tiffot, con-

(*a*) L'imagination doit agir auffi dans ces circonftances. *Simon* Thomas *étoit un grand Médecin de fon temps*, dit Montaigne : *Il me fouvient que me rencontrant un jour à Touloufe, chez un riche vieillard pulmonique, & traitant avec lui des moyens de fa guérifon, il lui dit que c'en étoit un, de me donner occafion de me plaire en fa compagnie : & que fichant fes yeux fur la fraîcheur de mon vifage, & fa penfée fur cette alégreffe & vigueur, qui regorgeoit de mon adolefcence : & rempliffant tous fes fens de cet état floriffant en quoi j'étois lors, fon habitude s'en pourroit amender. Mais il oublioit à dire*, continue Montaigne, *que la mienne s'en pourroit empirer auffi.* Liv. prem. chap. XX.

ſerver un remède utile, & en preve-
nir le danger en ne mêlant pas les
ſexes. Au moyen de cette précaution,
éviteroit-on tous les inconvéniens ? Il
eſt d'un homme honnête de le croire;
mais il eſt des cas, grace à la dépravation exceſſive des mœurs, où ce
ſeroit parer à tout que de varier les
ſexes.

TANDIS que l'on travaille à reme-
dier à l'impuiſſance, les ſuccès s'anon-
cent par l'augmentation graduée des
forces. Les organes de la digeſtion, &
ceux deſtinés à ſéparer du ſang les ſucs
ſpiritueux & nourriciers, exerçant avec
facilité leurs fonctions, toutes les parties reprennent, pour ainſi dire, l'état
de ſanté. Néanmoins, celles deſtinées
à la propagation de l'eſpèce recouvrent
leurs forces beaucoup plus lentement,
ſur-tout ſi elles ſont la cauſe du déſordre qui règne dans la machine. Souvent même, elles ne les recouvrent
point, quoique le reſte du corps paroiſſe
avoir recouvré les ſiennes. L'on peut
dans ce cas, ſelon l'Auteur de l'*Onaniſme*, prédire à la lettre, que la partie qui a péché ſera celle qui mourra.

UN homme s'étoit tellement épuiſé

avec une courtisanne, qu'il étoit incapable d'aucun acte de virilité : son estomac étoit aussi extrêmement affoibli, & le manque de nutrition & de sommeil l'avoit réduit à une grande maigreur. Voici la méthode qu'employa M. Tissot, pour procéder à la curation de cette impuissance : à six heures du matin, le malade prenoit six onces de décoction de quinquina, à laquelle on ajoutoit une cuillerée de vin de canarie : une heure après, il prenoit dix onces de lait de chèvre, qu'on venoit de tirer, auquel on ajoutoit un peu de sucre & une once d'eau de fleur d'orange. Il dinoît d'un poulet rôti, froid, de pain & d'un verre d'excellent vin de Bourgogne avec autant d'eau. A six heures du soir, il prenoit une seconde dose de quinquina : à six heures & demie il entroit dans un bain froid, dans lequel il restoit dix minutes, & au sortir duquel il entroit dans son lit. A huit heures il reprenoit la même quantité de lait : il se levoit depuis neuf jusqu'à dix. Tel fut l'effet de ces remèdes, dit M. Tissot, qu'au bout de huit jours il me cria avec beaucoup de joie, quand j'entrai dans fa chambre, qu'il avoit recouvré le *figne extérieur de la virilité*, pour me fervir de l'expreffion de M. de Buffon. Au bout d'un mois, il avoit prefqu'en-tièrement repris fes premières forces.

IL réfulte de ce que l'on a dit, que l'homme devenu impuiffant par la force de l'imagination, n'a pas befoin des fecours de la Médecine pour être guéri, excepté peut-être dans le cas du noble Venitien dont on a vu l'hiftoire. La tranquillité, le calme des paffions, fuffifent pour opérer la cure de l'im-puiffance *accidentelle* ou *paffagère*, qui a fa caufe dans le trouble & l'agitation des efprits. L'impuiffance occafionnée par la foibleffe qui fuit une maladie aiguë, ou des excès toujours dange-reux, exige les fecours de l'art, ainfi que nous l'avons vu; & ces fecours doi-vent être donnés par un Médecin qui, ayant étudié la nature de la maladie, faura découvrir la caufe fouvent cachée d'une impuiffance accidentelle, qui ne fera que paffagère fi le malade fe fou-met à ce qui lui fera prefcrit.

L'IMPUISSANCE que fuit une ma-ladie grave, eft plus facile à guérir que celle qui eſt due aux excès de la débauche , & il n'eſt peut - être pas inutile d'en dire la raiſon. Un homme en convaleſcence après une longue maladie, qui n'eſt pas le fruit des excès vénériens , n'a pas les organes qui ſervent à la génération plus affectés que les autres parties du corps : elles reprennent toute leur vigueur peu à peu, & celles de ces parties qui caractériſent l'homme , n'annoncent la force que lorſque les autres exercent bien leurs fonctions. L'économie animale repare ſes pertes avec une ſorte de gradation qui fait diſparoître preſqu'en même-temps la langueur des organes ; ceux de la génération n'annoncent donc la ſanté que lorſque l'eſtomac digère avec facilité , que par conſéquent le chyle bien trituré , peut donner un ſang capable de fournir à toutes les ſecrétions.

Les langueurs que ſuivent la débauche , ſuppoſent ncéceſſairement une individu porté avec force vers le plaiſir, & par cette raiſon la cure devient très-difficile. On verra dans le ſecond volume de cet Ouvrage , que des fluides émanés du ſang , aucun n'eſt plus précieux que la liqueur ſéminale ; que par conſéquent

conſéquent les excès vénériens ſont les plus dangereux, puiſqu'ils épuiſent les forces en très-peu de temps. (*a*). Il faut encore ſuppoſer dans un homme qu'ont épuiſés les actes trop répétés de la débauche, une imagination laſcive qui s'oppoſe à ſa guériſon. L'on a vu des hommes attaqués de maladies vénériennes ne pouvoir obtenir de guériſon, parce qu'au milieu des remèdes qui leur étoient adminiſtrés, la débauche les conduiſoit dans les mêmes lieux où ils avoient puiſés leurs maux. Tels ſont à peu près les impuiſſans devenus tels par un libertinage exceſſif. Tandis que l'art tâche de réparer leurs forces, des réminiſcences dangereuſes enflamment leur imagination : ils s'efforcent d'émouvoir par des idées obſcènes leurs ſens encore trop foibles pour répondre à la volonté ; ils ſont dans le même cas que les jeunes gens, qui avant l'âge de puberté, ont forcés la Nature par des irritations violentes, & dont les organes ſe refuſent à la jouiſſance, à l'époque marquée pour la perfection

---

(*a*) Voyez les chap. III, VI & VIII.

V.

phyſique de l'individu, c'eſt-à-dire, à l'âge où l'homme doit travailler à propager l'eſpèce.

L'IMPUISSANCE que j'ai nommée *abſolue*, lorſqu'elle dépend ſur-tout d'un vice de conformation, doit être regardée comme incurable. Un homme en effet privé de quelques unes des parties eſſentielles pour procéder à la génération, en eſt incapable & le ſera toujours. Il eſt quelques défauts ſuſceptibles d'être corrigés, & c'eſt ce que j'examinerai ailleurs (a), mais il doivent porter ſeulement ſur la conformation des parties extérieures. Il faut néceſſairement qu'elles exiſtent : car rien, par exemple, ne peut ſuppléer aux teſticules lorſqu'elles manquent ; ni à l'organe deſtiné à tranſmettre la liqueur ſéminale dans le lieu deſtiné par la Nature pour la génération.

IL eſt aſſez commun, cependant, de voir tomber dans l'impuiſſance des hommes auſqueis rien ne manque, ſi l'on n'en excepte le bon ſens. J'entends

___
(a) Voyez le chapitre qui a pour objet la Stérilité.

ceux qui ſe croient *maléficiés* ; préjugé
qui pour être moins général aujour-
d'hui, l'eſt encore trop parmi le peuple.
Il ſeroit inutile d'amonceler une infinité de citations, pour démontrer l'i-
gnorance & la fauſſeté de ceux qui s'ar-
rogent le droit de *nouer l'éguillette* :
pour peu que l'on ſoit inſtruit, on con-
viendra qu'il eſt de toute impoſſibilité
qu'un homme devienne impuiſſant, par
la vertu de certaines paroles myſtérieuſes, ou de quelques cérémonies ridi-
cules, employées par l'impoſture, pour
effrayer les eſprits foibles & crédules.

Mais, dira-t-on, des hommes n'ont
pu conſommer leur mariage ; on eſt
certain qu'il leur avoit été jeté un
fort ; ils en étoient menacés. Eh ! voilà
la cauſe de leur impuiſſance ! Que l'on
ſe rappelle l'hiſtoire du jeune homme
cité au Chapitre des remèdes que l'on
croit capables de domter le tempérament ; que l'on rapproche de cette obſervation celles du même genre, & on
verra que la menace de rendre impuiſſant un homme dont l'eſprit eſt foible,
ſuffit pour lier ſes forces ; que cet homme ſoit averti, ſeulement qu'il s'imagine avoir des ennemis intéreſſés à s'op-

poſer à ſes plaiſirs, il n'en jouira pas. Les prétendus *noueurs d'éguillettes*, ſont plus communs dans les campagnes qu'ailleurs, parce que le peuple y eſt plus crédule, & que les hiſtoires des prétendus ſorciers, n'y ont pas, comme dans les villes, des hommes qui en démontrent la fauſſeté (a).

ON dira que les Anciens croyoient aux maléfices qui rendoient un homme impuiſſant : la choſe ne doit pas paroître étonnante, pour qui ſait combien l'erreur étoit facile à introduire dans des temps de ténèbres, où les peuples plongés dans la plus profonde ignorance, toujours avides du merveilleux, aimoient les fables que leur débitoient des charlatans (b). Que l'on

______

(a) Je vis, dans un Village de la Picardie, une fontaine entourée de trois arbres chargés chacun de ligatures myſtérieuſes faites avec différentes matières. On me dit que ces liens étoient autant de *ſorts* jetés ſur des malheureux ; on me fit connoître l'arbre auquel étoit dépoſé la force des Impuiſſans ; j'exhortai inutilement pluſieurs perſonnes à abattre ces arbres ; je me contentai de détruire tous les ſignes de la puiſſance d'un berger de ces cantons, ſur les hommes de ſon village. On admira ma hardieſſe.

[b] L'Empereur Néron ne pouvant jouir d'une femme qu'il deſiroit ardemment, ſe plaignit qu'on lui avoit noué l'éguillette. N'aimera-t-on pas mieux croire qu'un tyran pourſuivi par ſes crimes, exténué

parcoure les Voyageurs, on ne trouvera presqu'aucun peuple, qui ne croie à des moyens surnaturels, plus ou moins absurdes, qui peuvent rendre l'homme impuissant. Que conclure de cela? Que dans tous les pays, il y a eu des fourbes qui ont su tirer parti de la crédulité du peuple; que l'on a intimidé des hommes pour pouvoir ensuite se rendre nécessaire auprès d'eux.

AU reste, ce seroit vainement qu'on tenteroit de guérir par des raisons seules, un homme qui croit devoir son impuissance à des causes surnaturelles. Ceux qui se croient ensorcelés ne font pas ordinairement des hommes avec lesquels on puisse raisonner. Qu'opposer à un impuissant qui vous dit : mes ennemis ont employés contre moi le *mille-pertuis* & la *rue*, cueillis de nuit, en disant des *paroles*; ces herbes ont été cousues dans un linge avec une aiguille qui a servi à ensevelir des *morts*; on a employé de plus, des caractères écrits avec du sang de *chauve-souris*; on a fait *trois nœuds* à une éguillette

____

par la débauche, étoit devenu impuissant naturellement, que d'admettre pour cela des moyens surnaturels? Des mots? Des caractères?

de *trois couleurs* , &c. L'homme de bon
fens fera-t-il un difcours perfuafif pour
démontrer que ces abfurdités n'ont
aucune influence fur la vigueur d'un
individu ? Il ne fera pas feulement
écouté. Les bonnes femmes s'empare-
ront des époux ; alors elles contre-mi-
neront les forciers en employant la
graiffe de *chien noir* , en attachant à la
colonne du lit des mariés des *tefticules
de coq* , en jetant dans la chambre des
fèves coupées par moitié , &c. & voilà
comme l'erreur fe perpétue parmi les
hommes malgré que l'on en ait.

VENETTE nous a laiffé une obfervation , qui prouve combien l'imagination peut influer fur les organes deftinés à multiplier notre efpèce. Il avoit
menacé un Tonnelier de lui *nouer l'é-
guillette* lorfqu'il fe marieroit , & ce
pauvre homme fut tellement frappé de
crainte , qu'il fut un mois fans pouvoir
s'approcher de fa femme. Il fe fentoit
quelquefois , dit Venette , des envies
de l'embraffer étroitement, mais quand
il falloit exécuter ce qu'il avoit réfo-
lu , il fe trouvoit impuiffant : fon imagination étoit alors embarraffée de

l'idée du sortilége. On peut voir dans l'Ouvrage, les circonstances de cette impuissance accidentelle, & comment on parvint à la faire cesser (*a*).

MONTAIGNE, dans une circonstance à peu près la même, parvint à guérir de l'impuissance momentanée, un Seigneur dont la foiblesse d'esprit avoit influé sur le physique, dans ce moment critique où l'homme a besoin de toute sa fermeté.

UNE parente du Comte, qui fait le sujet de cette observation, *vieille Dame fort craintive de sorcellerie*, pour me servir des expressions de Montaigne, fit part à celui-ci de l'appréhension où elle étoit qu'on ensorcellât les mariés. *J'avois de fortune en mes coffres*, dit notre Auteur, *certaine petite pièce d'or... où étoient gravées quelques figures célestes, contre le coup de soleil, & pour oster la douleur de teste, la logeant à point nommé sur le mal....... Resverie germaine à celle de quoi nous parlons. J'avisay d'en tirer parti, & dis au Comte qu'il pourroit courre fortune comme les*

---

autres, y ayant là des hommes pour qui en vouloir prester une, mais que hardiment il s'allast coucher : que je lui ferois un tour d'ami, & n'espargnerois à son besoin, un miracle qui estoit en ma puissance..... Seulement comme sur la nuict on iroit lui porter le resveillon, s'il étoit mal allé, il me fit un tel signe. Il avoit eu l'ame & les oreilles si battues qu'il se trouva lié du trouble de son imagination, & me fit son signe à l'heure susdite. Je lui dis lors à l'oreille, qu'il se levast..... & print la robe de nuit que j'avois sur moi & s'en vestit, tant qu'il auroit exécuté mon ordonnance, qui fut ; quand nous serions sortis, qu'il se retirast à tomber de l'eau, dit trois fois telles paroles, & fit tels mouvemens...... Après quelques autres cérémonies, Montaigne ordonna à son ami de ceindre les cordons au bas desquels pendoit la médaille, & de la disposer de manière qu'elle fût couchée sur les parties que l'on nomme *témoins,* [*testes*] parce qu'en effet elles le font de la vigueur, ou de l'impuissance de l'homme. *Cela fait,* continue notre Auteur, *je dis au Comte qu'il s'en retourna à son prix fait , & n'oublia de rejetter*

rejetter ſur ſon lit ma robe, en manière
que les abbriaſt tous deux..... Ces ſin-
geries ſont le principal de l'effet; notre
penſée ne ſe pouvant deſmeſler que moyens
ſi étranges ne viennent de quelque abſtru-
ſe ſcience, leur inanité leur donne poids
& révérence. Somme, il fut certain que
mes charactères ſe trouvèrent plus vénériens que ſolaires, plus en action qu'en
prohibition (a).

CES deux hiſtoires prouvent que ſi
un homme ne peut conſommer ſon mariage, & que l'impuiſſance ait ſa ſource
dans l'imagination, il eſt facile à guérir, pourvu que l'on obtienne ſa confiance. C'eſt quelque choſe de triſte que
d'être obligé de recourir à la ruſe pour
y parvenir, mais il n'y a pas d'autre
remède dans ces circonſtances, ou il
faut ſe réſoudre à voir des époux lan-
guir, ſécher, ſe conſommer, dans l'at-
tente d'un plaiſir qu'ils ſe croient in-
terdit par un pouvoir ſurnaturel.

IL ſeroit donc inutile de vouloir détromper tout d'un coup des hommes
foibles, malheureuſement trop perſua-

____

(a Montaigne, Liv. prem, chap. XX.

dés du pouvoir des prétendus magiciens fur eux, mais on pourroit y parvenir en fe prêtant à leur démence jufqu'à un certain point, ainfi que le prouve la dernière obfervation. Le Roi de Boutan, dit u.: écrivain célèbre, eut un jour befoin d'être faigné. Un Chirurgien Gafcon, qui étoit venu à fa Cour dans un vaiffeau de notre compagnie des Indes, fut nommé pour tirer cinq onces de ce fang précieux. L'Aftronome de quartier cria que la vie du Roi étoit en danger fi on le faignoit dans l'état où étoit le Ciel. Le Gafcon pouvoit lui répondre qu'il ne s'agiffoit que de l'état où étoit le Roi de Boutan ; mais il attendit prudemment quelques minutes ; & prenant fon almanach : vous avez raifon grand homme, dit-il à l'Aumônier de quartier, le Roi feroit mort fi on l'avoit faigné dans l'inftant où vous parliez ; le Ciel a changé depuis ce temps-là, & voici le moment favorable. L'Aumônier en convint. Le Roi fut guéri ; & petit à petit, on s'accoutuma à faigner les Rois quand ils en avoient befoin (a).

____

(a) *Mélanges de M. de Voltaire.* Chap. XIII, Jufqu'à quel point on doit tromper le peuple.

CHAPITRE VI.

Du Congrès.

Jamais la Biche en rut, n'a pour fait d'im-
    puiſſance,
Traîné au fond des bois un Cerf à l'Au-
    dience.
Et jamais Juge entr'eux ordonnant le *Congrès*,
De ce burleſque mot n'a ſali ſes Arrêts [a].

PERSONNE n'ignore que l'infame uſage qui conſiſtoit à faire rendre par un mari, devant pluſieurs témoins, le devoir conjugal à ſa femme, pour ſe juſtifier contre une accuſation d'impuiſſance, ſubſiſtoit encore vers la fin du ſiècle dernier. Il eſt étonnant juſqu'à quel point on étoit prévenu que cette preuve étoit la ſeule admiſſible, pour conſtater irrévocablement les attributs phyſiques de l'homme; tandis que l'expérience démontroit, au contraire, que le Congrès étoit ce qu'il y avoit de moins certain pour découvrir la vérité. Une femme, pour trou-

(a) Boileau, Satyre VIII.

ver un prétexte de divorce, n'avoit qu'à accuser son mari d'impuissance ; on ordonnoit cette épreuve odieuse, à laquelle sur mille hommes, un seul peut-être sortiroit victorieux. En effet, si, si comme je l'ai dit ailleurs, l'union des sexes suppose celle des cœurs, comment croire que deux époux, dont l'un demande avec hardiesse la séparation, ce qui suppose le désespoir, la haine, l'horreur dans l'autre, puissent, celui-ci fut-il un athlète, consommer l'acte le plus sacré de la Nature, environnés d'experts attentifs, dont les regards curieux, imposans, doivent jeter le trouble & la confusion sur les époux.

PAR l'impuissance, on doit entendre, ainsi qu'on l'a observé au Chapitre précédent, l'état d'un homme incapable de remplir le devoir conjugal : or, on a divisé cet état en impuissance absolue ou habituelle, & en impuissance accidentelle ou passagère. Dans l'un ou l'autre cas, on ordonnoit le Congrès. Il est aisé de s'appercevoir qu'il étoit inutile dans l'incapacité habituelle ou absolue, & que dans celle qui n'est que passagère, la publicité que

l'on donne au Congrés, devoit nécel-
fairement augmenter le défordre de l'i-
magination, & amortir les organes
auxquels on vouloit commander.

SI une femme fe plaignoit en Juf-
tice de ce que fon mari ne faifoit pas
la *befogne de la maifon*, (expreffions
dont on fe fervoit dans ces circonftances,) on ordonnoit l'examen des parties ; fi le rapport des Médecins, Chirurgiens, Matrones, portoit que les
parties étoient en *bon état de Nature*,
on ordonnoit le congrès, pour découvrir l'obftacle qui divifoit l'homme &
la femme ; fi au contraire, les organes
péchoient dans quelques circonftances,
on ordonnoit également l'acte devant
témoins. En forte que de telle caufe
que provînt l'impuiffance, on admet-
toit le congrès comme la preuve la plus
certaine de la capacité ou de l'incapacité de l'homme. Cet acte infame étoit
également prefcrit, lorfque la femme,
par un défaut de conformation dont
on parlera ailleurs, (*a*) met obftacle
à la confommation du mariage, par

[*a*] Voyez le Chapitre VII. du tom. II. qui a
pour objet la Virginité.

une membrane contre nature , qui quelquefois s'oppofe à l'intromiſſion de la partie diftinctive de l'homme (*a*).

SEROIT-CE les femmes , comme le dit Venette (*b*) , qui auroient fait naître dans l'idée des Juges d'ordonner , *par Arrêt de la Cour* , à un homme de forcer la Nature dans ce qu'elle a de plus reſpectable ?

OU bien , feroit-ce *par une curioſité vaine & indiſcrette , où l'eſprit humain fe laiſſe emporter pour étendre ſes lumiéres , & foumettre à nos ſens le miracle de la génération* , que cette erreur monſtrueuſe auroit été accréditée , comme on l'a prétendu (*c*) ?

NE recherchons pas l'origine de cette coutume honteuſe , abolie par un Arrêt de Réglement du Parlement de Paris : donnons un précis de l'affaire qui occaſiona cet Arrêt. On aime à voir les motifs qui déterminent les

______

(*a*) Voyez le Livre XXVIII. des Œuvres de Paré, Chap. II. *Des Rapports.*

(*b*) *L'Amour Conjugal* , IV.e part. ch. I. art. III.

(*c*) Voyez le *Code Matrimonial* , &c. 1.e part. art. CONGRÈS.

hommes à fecouer le jour de l'erreur & des préjugés.

Le 2 Avril 1653 , Meffire René de Cordouan, Chevalier, Marquis de Langey , majeur de 25 ans , époufa Damoifelle Marie de Saint Simon de Courtomer , âgée de treize à quatorze ans. Les commencemens de ce mariage furent heureux. Quand le mari étoit abfent , fa femme lui témoignoit auffitôt par fes lettres , l'impatience qu'elle avoit pour fon retour , & lui écrivoit toujours avec cette affection tendre qui fembloit faire honneur à la fociété conjugale.

Cette parfaite intelligence dura pendant quatre années entières, c'eft-à-dire , jufqu'en 1657, que la Dame de Langey accufa fon mari d'impuiffance. Elle porte fa plainte devant le Lieutenant Civil du Châtelet, qui nomme des experts pour vifiter les parties. Les experts font la vifite , & déclarent par leur rapport, qu'ils les ont trouvés l'un & l'autre dans l'état où ils dévoient être comme mari & femme. La Demoifelle de St. Simon , pour infirmer ce rapport, prétendit que fi elle n'étoit pas fille, c'étoit par les entreprises brutales d'un impuissant, & par l'effort d'un amour également stérile & furieux, qui met tout en usage pour se satisfaire. Le Sr. de Langey, piqué de ce reproche, demanda le *Congrès*; le Juge l'ordonne; la Demoiselle de St. Simon interjette appel de la Sentence, mais elle fut confirmée par Arrêt.

POUR l'exécuter, on choisit la maison d'un nommé *Turpin*, Baigneur. Cinq Médecins, cinq Chirurgiens & cinq Matrones y assistèrent (a), & le succès n'ayant pas été avantageux au Sr. de Langey, son mariage fut déclaré nul par Arrêt du 8 Février 1659, qui le condamna à rendre la dot, &c. lui fit défense de contracter aucun mariage, & permit à la Demoiselle de St. Simon, de se pourvoir ainsi qu'elle aviseroit bon être, comme étant entièrement libre de s'engager par d'autres nœuds.

(a) Ce seroit violer les loix de la pudeur que d'entrer dans un certain détail sur l'inspection scrupuleuse que les Parties étoient obligées de subir de la part des Experts. La visite de l'homme & de la femme faite séparément, telle qu'elle est pratiquée aujourd'hui, ne présente plus ces obscénités révoltantes, dont les Médeciens, les Chirurgiens, les Matrones chargeoient leurs Rapports après l'exécution du Congrès.

LE lendemain de cet Arrêt, le Sr. de Langey fait ses protestations devant deux Notaires, déclare qu'il ne se reconnoît point impuissant, & que nonobstant les défenses qui lui sont faites de se marier, il se pourvoira par mariage ainsi & quand il le jugera à propos.....

LA Dame de St. Simon contracte mariage avec Messire Pierre de Caumont, Marquis de Boësle, & de ce mariage sont nées trois filles.

DANS le même temps le Sr. de Langey se marie avec Demoiselle Diane de Montault de Navaille ; & leur mariage est suivi de la naissance de sept enfans.

En 1670, la Marquise de Boësle décède, après avoir fait un testament pardevant Notaire, qui porte cette clause : » Veut la testatrice que l'on termine » par accommodement le procès in- » décis entr'elle & Messire Réné de » Cordouan, Marquis de Langey (*a*) ;

____

(*a*) Je n'expose pas le procès qui divisoit le Marquis de Langey de la Marquise de Boësle, après leur séparation ; on doit s'imaginer que la naissance des enfans provenus de ces deux mariages, occasionèrent plusieurs incidens qui ne sont pas de mon objet.

» qu'on le règle par l'avis du Sr. Cail-
» lard, Avocat au Parlement, au-
» quel elle a déclaré ses volontés,
» qu'elle veut & entend être suivies
» & exécutées de point en point,
» sans qu'on y puisse contrevenir sous
» quelque prétexte que ce soit. » Cail-
lard mourut en 1673, sans avoir rien
terminé.

Dans les contestations qui suivi-
rent la mort de la Marquise de Boëssle,
entre le Marquis de Langey & le Marquis de Boëssle, pour décider sur le
sort des enfans du premier ; circonstances délicates qui plongèrent les Juges dans d'étranges embarras ; il fut
avancé, que les ordres laissés en mourant par la Marquise de Boëssle, *laissent
clairement entrevoir la surprise qu'elle
avoit faite à la Justice, lorsqu'elle parvint, en 1659, à faire annuller son mariage.*

Le Ministère public profita de cette
occasion pour demander l'abolition de
la preuve inutile & infame du Congrès.
En conséquence, par l'Arrêt du 18
Février 1677, la Cour *faisant droit
sur les Conclusions du Procureur Gé-*

s *néral du Roi* (*a*), *fait défenses à tous*
l *Juges, même à ceux des Officialités,*
s *d'ordonner à l'avenir, dans les causes*
s *de mariage, la preuve du Congrès* [*b*].

JE vais présenter quelques-uns des
ı motifs qui occasionèrent ce Régle-
ı ment, d'après le plaidoyer de M. de
J Lamoignon.

SOUS quelques points de vue qu'on
: envisage le *Congrès*, dont le nom ne
, peut être prononcé sans rougir, tout
concourt pour en proscrire l'usage à la
ı postérité.

1.° CETTE pratique honteuse est
: nouvelle & inconnue dans le droit civil
. & canonique (*c*). Les Loix civiles dé-

(*a*) M. de Lamoignon.

(*b*) Cet infame usage avoit déjà plusieurs fois sou-
levé les Jurisconsultes éclairés. Anne Robert, l'un
des plus célébres Avocats de son temps, un jour
qu'il plaidoit dans une cause d'impuissance, qui avoit
été portée par appel au Parlement de Paris, osa,
sans craindre de déplaire à cette célébre Compagnie, représenter avec beaucoup de licence,
l'abomination du Congrès, & de la visite qu'elle
avoit ordonné. Dans un Livre, dont le fameux
Achille de Harlai accepta la dédicace, il insista
encore sur l'horreur de ces abus avec beaucoup de
force. Voyez *les Anecdotes de Médecine*, premiere
partie, Anecdote XXXVIII.

[*c*] Il paroît, selon Venette, que le Congrès

cident les accusations d'impuissance par le *triennium*, ou par la cohabitation pendant trois ans (*a*). Le droit canonique exige l'affirmation des parties avec celle de sept parens, & à toute extrêmité l'inspection des personnes. Les loix n'en demandent pas davantage, & elles ne parlent en aucune manière du Congrès. Pourquoi donc le souffrira-t-on sous prétexte d'un usage bizarre, inconsidéré, qui ne doit son origine qu'à la fureur, à l'effronterie, & à une espèce de frénésie causée par le désespoir? C'est ainsi qu'en parlent tous les Auteurs qui ont traité cette matière: comme Vincent Tagereau, Peleus, Anne Robert, & sur-tout Antoine Hotman, fameux Avocat au Parlement de Paris à la fin du seizième siècle, lequel assure que cette pratique infame ne s'étoit établie au temps qu'il écri-

---

avoit été en usage avant Justinien. (vers le V.e siécle.) Cet Empereur l'abolit comme opposé à la pureté du Christianisme.

[*a*] Justinien ordonna qu'un mari pouvoit être répudié sans que la femme perdit sa dot, si pendant deux ans il n'avoit pu consommer le mariage. Il changea sa loi, & donna trois ans au pauvre malheureux. Mais, dit M. de Montesquieu, dans un cas pareil, deux ans en valent trois, & trois n'en valent pas plus que deux.

o voit, que quatre ans auparavant. Elle
a toujours été inconnue dans les autres
nations [*a*], comment donc a-t-elle
pu s'introduire en France? Comment
a-t-on pu placer à côté des loix saintes & judicieuses qui la gouvernent,
une coutume si contraire aux bonnes
mœurs, & à la vérité même !

2.° Cette erreur monstrueuse a été
accréditée par une curiosité vaine &
indiscrette, où l'esprit humain se laisse
emporter. Il veut toujours étendre ses
lumières..... & forcer, pour ainsi dire,
la Nature jusques dans les abymes où
elle est retranchée....

3.° LE congrés est non seulement une
tentative honteuse en elle-même, mais
elle est encore incertaine dans ses effets.
L'action qu'il a pour objet, ne se commande pas (*b*); elle n'est point l'escla-

---

(*a*) Voyez la note (*a*) pag. 101.
(*b*) Sur quel fondement, dit M. de Buffon,
étoient donc appuyées ces loix si peu réfléchies
dans le principe & si déshonnêtes dans l'exécution ?
Comment le Congrès a-t-il pu être ordonné par des
hommes qui doivent se connoître eux-mêmes, &
savoir que rien ne dépend moins d'eux que l'action
de ces organes; par des hommes qui ne pouvoient
ignorer que toute émotion de l'ame, & sur-tout la

ve de l'Edit du Préteur ; elle eſt éſ-
ſentiellement libre, capricieuſe, ennemie du grand jour, des témoins, &
de cette foule de contrôleurs dont la
vue ſuffit pour troubler la vérité de ſes
opérations ; elle cherche les ténébres
& le ſecret, l'intelligence de deux perſonnes, & le concert de deux eſprits
parfaitement unis. Si dans cette occaſion il s'eſt trouvé des hommes aſſez
téméraires pour ne rien craindre des
hommes qui le regardoient, ni du ſo-
leil qui les éclairoit, c'a été par le ſecours d'une fauſſe raiſon, & par une
eſpèce de philoſophie qui a retenu le
nom de cynique, pour nous marquer
le dérèglement de ſes maximes, qui
ſont auſſi pernicieuſes que celles qu'on
a voulu autoriſer par le congrès. Cet
uſage infame pourra toujours déconcer-
ter tout homme à qui il reſte des ſentimens de bienſéance & de pudeur ; &
les maris les plus puiſſans, dans un état
de liberté où la Nature ne ſera pas contrainte, ſuccomberont ſouvent dans

---

honte, ſont contraires à cet état, & que la publicité
& l'appareil ſeuls de cette preuve étoient plus que
ſuffiſans pour qu'elle fût ſans ſuccès ? *Hiſt. Nat.*
tom. IV.

une épreuve, aussi humiliante pour l'humanité, qu'elle est contraire à la raison & à tous les sentimens qui sont inséparables de la vertu. La cause présente en fournit un exemple éclatant dans la personne du Sr. de Langey. Persuadé de ses forces, dont il avoit une connoissance intime, il demande lui-même le congrès ; il y succombe, on déclare son mariage nul, & on lui défend d'en contracter un autre. Il proteste contre la défense, se remarie (a), & devient le père de sept enfans, que la vertu de leur mère met au - dessus de tous les soupçons. Quel embarras pour la Cour ! Quelle perplexité dans l'esprit des Magistrats ! Que d'abymes & de précipices le premier pas n'a-t-il pas creusé par une suite d'événemens, auxquels la raison & la vérité paroissent néanmoins avoir présidé ! Les enfans du Marquis de Boësle & ceux du Marquis de Lan-

---

(a) Le Sr. de Langey ne trouva pas d'obstacles pour passer à un second mariage, parce que s'étant présenté comme faisant profession de la religion prétendue réformée, & cette religion regardant les seconds nœuds qui lioient la Marquise de Boësle comme adultères, & comme ayant rompu le premier mariage du Sr. de Langey avec elle, il put conformément à la doctrine de sa religion, contracter une nouvelle alliance.

gey sont tous , en les envisageant sous
un certain point de vue , des enfans bâ-
tards & adultérins ; & sous un autre , ce
sont des enfans légitimes, qui doivent
en avoir les droits , les honneurs & les
priviléges dans la société....

4.° L'EXEMPLE frappant que cette
cause expose aux yeux du public, découvre l'imposture du congrès , & met
au grand jour, les conséquences presque
incroyables qu'il est capable d'entraî-
ner après lui. Les Officiers ont cru
que la simple visite du mari & de la
femme n'étoit pas une preuve suffisan-
te, si après cela on ne les obligeoit à
consommer le mariage en présence des
Médecins & de plusieurs témoins.

MAIS s'ils fussent bien entrés dans
les sentimens de Hinemar, Archevê-
que de Rheims. qui étoit de son temps
un des plus grands génies de l'Eglise de
France, tant s'en faut que cette nouvelle manière de prouver l'impuissance
eut été pratiquée ; ils n'auroient pas
même pris connoissance de ces causes,
dont l'objet s'accorde si mal avec la décence de leur caractère. Qui a-t-il en
effet, disoit ce Prélat , de plus opposé à

la

la sainteté du sacerdoce, que ces questions sales & honteuses, où l'on traite
de tout ce qu'il y a de plus secret entre
un mari & une femme ? Ce n'est point
assez qu'un Prêtre ait le cœur pur, il
faut qu'il ait aussi les oreilles chastes ;
& comment peut-il connoître des matières qu'il est même obligé d'ignorer.
Aussi voyons-nous par toutes les loix des
Empereurs Chrétiens, qu'autrefois ces
matières n'étoient pas portées devant
les Juges Ecclésiastiques ; & quoiqu'elles aient été agitées dans quelques Conciles de France, ces mêmes Conciles,
quoique composés de laïcs en partie,
ont souvent déclaré qu'ils ne vouloient
pas connoître de toutes les causes de
mariages, mais qu'ils les renvoyoient
ad nobiles laïcos ; principalement quand
il s'agissoit de questions semblables à
celle-ci.

5.. IL faut donc bannir une bonne
fois de tous les tribunaux le nom odieux
de *Congrès*, qui ne peut être prononcé
sans quelque horreur, & qui ne devroit
jamais sortir de la bouche des Ecclésiastiques. Il faut abolir pour toujours cet
usage incertain dans sa preuve, & qui

Y

loin d'être approuvé par les Loix &
par les Canons, leur est entièrement
opposé : usage barbare en lui-même,
dont la seule idée souille l'imagination,
blesse le respect qui est dû à la justice,
offense une religion aussi chaste que la
nôtre, viole toutes les loix de la pudeur,
dégrade la sainteté du mariage, désho-
nore l'humanité, & réduit pour ainsi
dire l'homme à une condition inférieu-
re à celle des bêtes (*a*).

APRÈS ce qu'on vient de lire, n'au-
ra-t-on pas lieu d'être surpris, en apprenant que dans la nouvelle édition du
Tableau de l'Amour Conjugal, revue,
corrigée & augmentée, (Londres 1763).
on trouve l'addition suivante ?

» IL n'est point, dit le correcteur de
» Venette, en parlant du congrès, il
» n'est point contre la pudeur de se
» conformer à ce que les loix ordon-
» nent, à ce que la religion permet
» & à ce que l'usage autorise. Ainsi,
» il n'y a point de honte à montrer
» des signes de puissance, & à obli-

____

(*a*) Extrait de l'article du CONGRÈS, *du code Ma-*
trimonial, par M. Leridant.

» ger une fille de se faire voir telle.....
» L'idée qu'on se figure du congrès en
» augmente l'horreur. On croit que les
» mariés sont exposés à cette épreuve
» en présence de témoins. Cependant
» voici comment le congrès se prati-
» que..... Le mari & la femme y sont
» dans un lit bien fermé ; à la vérité
» il reste dans la chambre des matro-
» nes pour servir de témoins..... mais
» tout se passe d'ailleurs entre quatre
» rideaux. Lorsqu'il s'est écoulé un
» temps suffisant...... la femme est vi-
» sitée par les matrones, afin de re-
» connoître, suivant les règles de leur
» art, les vestiges de la consommation,
» si elle s'est faite. Ainsi, toutes pro-
» cédures à ce sujet sont, non-seule-
» ment permises, mais même ordon-
» nées par les saints décrets. »

Si ce passage avoit besoin d'être ré-
futé, & si je ne m'étois imposé la loi
de ménager la pudeur des lecteurs, je
rapporterois des circonstances tirées
de quelques-unes de ces abominables
épreuves, & que la liberté du siècle a
permis à quelques Chirurgiens de dépo-
ser dans leurs écrits. On verroit alors,
si les Médecins, les Chirurgiens, &

Y 2

fur-tout les Matrones étoient toujours exactement féparés de l'homme & de la femme dont ils devoient examiner les approches ! On verroit un Accoucheur célèbre lutter contre une Matrone, qui par un zèle exceffif vouloit abfolument, en voyant les inutiles efforts d'un mari, le mettre hors d'état de jamais tromper une femme ; on verroit enfin des horreurs qu'il faut enfevelir dans l'oubli. Au refte, Venette détruit avec force les raifons qui faifoient ordonner le congrès ; pourquoi, celui qui a revu l'Ouvrage de ce Médecin, y a-t-il placé l'addition abfurde qu'on vient de rapporter ? Addition qui contredit formellement ce qui la précède, & ce qui en eft la fuite, & dont l'inconféquence eft peut-être ce qu'il y a de moins repréhenfible.

Les Anciens étoient fort éloignés (malgré tout ce que nous avons à leur reprocher) d'admettre l'ufage infame du congrès. Au milieu des débauches auxquels les peuples fe font livrés, dans les fiècles où les mœurs commencèrent à fe perdre, on reconnoît encore le refpect qu'impofoit le lien conjugal. Çe n'auroit pas été du temps de

Caton que les Romains euſſent admis l'acte qui couvre de honte des époux malheureux..... Le ſevère Caton, qui priva un Sénateur de ſa dignité pour avoir embraſſé ſa femme, en préſence de ſa fille (*a*)! Les Romains ne permettoient au nouvel époux d'approcher ſa femme, pour la première fois, qu'au milieu des ténèbres, pour apprendre aux jeunes mariés, la décence qui devoit régner dans les plaiſirs mêmes légitimes (*b*). Pythagore recommandoit à ſes concitoyens un uſage qui ſe pratiquoit chez pluſieurs Nations, & qui démontre avec quelle précaution on écartoit de l'acte conjugal, la publicité que l'on y a donné depuis. Ce Philoſophe vouloit « que l'on brouillât les » draps incontinent que l'on étoit » levé du lit....... parce qu'il n'étoit » pas honnête que l'on vît la place » & la forme empreinte........ com- » me le mari avoit couché avec ſa » femme (*c*).

(*a*) Plutarque. *Les préceptes du Mariage*, liv. XXIX, des *Œuvres morales*, tom. II.

[*b*] Idem, *des Choſes Romaines.*

(*c*) Idem, *Les Propos de Table*, liv. VIII. queſt.

LA maxime du Parlement de Paris eſt, aujourd'hui, de déclarer la femme non-recevable à accuſer ſon mari d'im-puiſſance, quand il réſulte de la viſite qui a été faite de ſa perſonne, que les parties qui ſervent à la génération, ſont extérieurement bien conformées. Cette maxime eſt à la rigueur trop générale, puiſque le but du mariage étant d'aug-menter le nombre des individus, un homme bien conformé en apparence, peut être *ſtérile* ou même impuiſſant; mais auſſi par cette maxime, on évite beaucoup d'inconvéniens qui réſulte-roient du moyen infame & incertain de vouloir s'aſſurer de l'état d'un homme, ainſi que nous l'avons expoſé dans ce Chapitre.

AU RESTE, c'eſt aux gens de l'art à porter, avec retenue, leur juge-ment ſur l'état des parties qu'ils ont à examiner. Il eſt très-difficile de dé-cider de la force ou de la foibleſſe d'un homme, relativement au ma-riage, à la vue des parties extérieu-res de la génération. L'abſence des teſticules, par exemple, peut en im-poſer, puiſque dans certains indivi-dus, ils ſe trouvent contenus dans le bas-ventre, & que dans ce cas, ils peuvent encore remplir les fonctions, comme s'ils étoient apparens. Les inductions que l'on tire encore de la partie qui diftingue effentiellement l'homme, doivent être fouvent injuftes, & les obfervations que l'on verra dans la fuite de cet Ouvrage, le démontreront d'une manière très-fenfib'e.

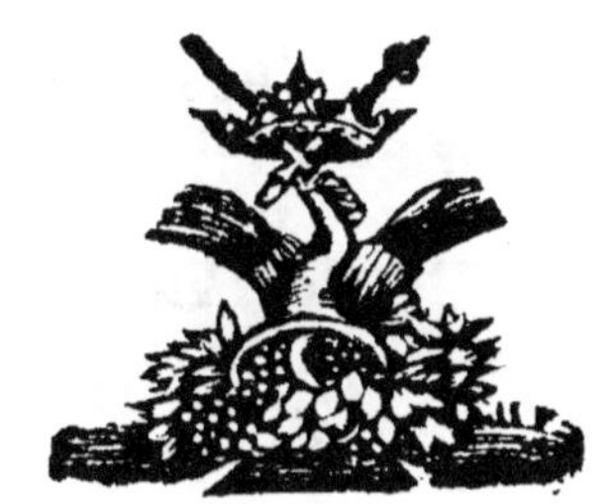

CHAPITRE VII.

De la Stérilité.

Ces noms, ces tendres noms & de fils &
 de père,
O homme feroient-ils étrangers à ton cœur ?
Le Sauvage Huron dans fon fanglant repaire
 En connoît la douceur.
Voit l'objet de fes feux fourire à fa tendreſſe ;
Son père à fes côtés repofe en cheveux
 blancs ;
A fon cou fufpendu, fon jeune fils le preſſe
 de fes bras innocens (a).

ON appelle *Stérilité* dans les femmes, ce que l'on nomme *Impuiſſance* dans les hommes. Ces dénominations ne me paroiſſent pas juſtes ; je vais expofer ce que j'entends par la Stérilité, & en quoi elle diffère de l'Impuiſſance.

PAR ce que j'ai dit ailleurs, on a vu que l'impuiſſance eſt l'état d'un homme qui, foit par un défaut de conformation,

ou

____

(a) M. Thomas. *Les devoirs de la Société.* Ode.

où par quelqu'autre cause, ne peut rendre le devoir conjugal à sa femme ; ainsi, toutes les fois qu'il se trouvera un homme duquel on exigeroit inutilement les deux signes de la virilité, on peut déclarer cet homme impuissant, & par conséquent stérile. Un homme peut néanmoins mériter cette dernière qualité, sans que pour cela il soit inhabile à la consommation du mariage. Combien de personnes jouissent, presque pendant toute leur vie, des plaisirs attachés à l'union des sexes, sans que de ces sacrifices réitérés offerts à l'Amour, il en résulte de ces gages précieux qui nous rendent immortels !

J'APPELLE cet état stérilité, sans appliquer ce mot à l'un des deux époux plutôt qu'à l'autre ; c'est leur union que j'envisage, comme formant un tout incapable de rien produire, par des défauts qui sont assez rarement communs aux deux individus, mais contre lesquels l'un & l'autre doivent se réunir. C'est donc premièrement les unions infructueuses qui constituent la stérilité. Si l'homme est impuissant, il sera stérile, ainsi que je l'ai déjà dit, & son mariage sera aussi nécessairement stérile, sans que la femme puiſſe être taxée de ſtérilité.

J'AI cru cette expoſition néceſſaire avant que d'entrer dans les détails qui doivent faire l'objet de ce Chapitre. Elle l'étoit d'autant plus, que les hommes, qui croient prouver efficacement qu'ils le ſont, s'imaginent preſque toujours que l'état oppoſé à l'impuiſſance ſuffit pour la fécondité, & que ſi celle-ci n'a pas lieu, leurs femmes ſont ſtériles.

DANS le Chapitre où j'ai parlé de l'Impuiſſance, on a vu ce qui caractériſoit cet état & les moyens d'y remédier, lorſque cette maladie étoit ſuſceptible de guériſon ; on doit ſuppoſer actuellement un homme qui s'annonce dans la carrière de l'amour, avec les talens dont la Nature a doué tous les hommes, pour ſavourer les délices attachées à la reproduction de ſon ſemblable. On doit encore ſuppoſer cet homme uni par le cœur à la femme qui lui eſt deſtinée, jouiſſant des droits que lui donne le mariage, s'enivrant dans les bras de la volupté, pleurer ſur des jouiſſances infructueuſes, dont rien ne lui rappellera le ſouvenir. Une ſituation auſſi triſte, mérite les attentions de la Médecine : c'eſt être utile à ſon ſiècle, à la poſtérité, que d'indiquer aux hommes les moyens de ſe régénérer, & jamais la France n'oubliera que Henri II, ſeroit mort ſans laiſſer de lui aucun ſucceſſeur, s'il n'eût eu recours au célèbre Fernel (*a*).

CE déſir brûlant de laiſſer après nous des individus, n'eſt pas moins gravé dans le cœur de tous les hommes, que dans celui des Rois. L'habitant des campagnes qui enſeigne ſon fils à conduire une charrue, & qui en mourant lui laiſſe une chaumière, des bras, de

---

[*a*] Henri II. ayant épouſé la Ducheſſe d'Urbain, ſon mariage fut ſtérile pendant dix ans, au grand regret d'Henri ſon époux, qui fut ſur le point de la répudier. L'impatience du Roi fit qu'on appella à la Cour Jean Fernel, Médecin Picard, pour traiter la Reine. Etant arrivé, dit Dupleix, ce Prince lui demanda en ſouriant, *Ferez-vous bien des enfans à ma Femme ?* Fernel lui répondit ſagement : *C'eſt à Dieu, Sire, à vous donner des enfans par ſa bénédiction : c'eſt à vous à les faire, & à moi d'y apporter ce qui eſt de l'art de la Médecine, ordonnée de Dieu, pour donner remède aux infirmités humaines.* Fernel rendit la Reine féconde en donnant à Henri des conſeils qu'il ſuivit avec tant d'exactitude, qu'il devint père de dix enfans. La Reine, en reconnoiſſance d'un ſi grand bien, donnoit dix mille écus à ſon Médecin à la naiſſance de chacun de ſes enfans, outre pluſieurs autres grandes récompenſes. Dupleix, *Hiſtoire de France*, tom. III.

la santé, goûte les mêmes délices dans l'amour paternel, que celui qui pose sur la tête de ses enfans le signe éclatant qui annonce le pouvoir & l'autorité.

LORSQU'APRÈS plusieurs conjonctions, dont les transports mutuels des époux ont certifiés l'exactitude, les signes qui accompagnent les commencemens de la grossesse ne paroissent pas, l'homme & la femme doivent s'attacher à découvrir les causes de leur inhabilité à la génération. Les répétitions du plaisir doivent être moins fréquentes, pour donner à la liqueur séminale le temps nécessaire de se perfectionner. On sait qu'elle cesse d'être prolifique, lorsque la soif de jouir interrompt fréquemment les organes qui filtrent & préparent cette liqueur : elle est privée des esprits vivifians auxquels elle doit toute son énergie ; les muscles destinés à tendre les ressorts actifs, d'où dépend le succès de l'éjaculation, ne se prêtent plus qu'avec foiblesse à ce qu'on exige d'eux ; le dépôt précieux qu'ils doivent transmettre dans le champ destiné par la Nature à la génération, n'y peut être jeté avec cette force impulsive qui distingue l'homme robuste de l'homme affoibli par l'excès des jouissances.

Une stérilité causée par des excès passagers est facile à guérir : la modération en est le remède par excellence. Un jeune homme se fatiguoit inutilement par des consommations extrêmes ; excité au plaisir par un présent considérable que lui avoient promis les parens de sa femme, si elle leur annonçoit dans un temps donné qu'elle seroit bientôt mère, ses exploits amoureux étoient devenus pour lui un objet de calcul qui l'occupoit sans relâche. Désespéré du peu de succès de ses efforts multipliés, il croyoit sa femme stérile, lorsque, suivant un conseil sage, il fit une absence de douze jours ; ses forces furent réparées, & de retour chez lui, il prouva que *les absens n'ont pas toujours tort* (a).

____

(a) L'abstinence du plaisir quelquefois n'a pas suffi pour réparer les désordres occasionés par des jouissances excessives ; on a vu des personnes trouver de la consolation dans l'usage du remède suivant.

Prenez quatre œufs ;
battez-les bien ensemble avec un demi verre d'é-

IL est encore une cause de stérilité dans la violence des transports qui agitent les époux. Cette cause existe chez les personnes vives, ardentes, qui précipitent les éclairs de la jouissance, sans s'attacher à la fixer un instant. Parmi les animaux, la génération n'exige pas des approches réitérées, parce qu'ils jouissent, pour la plupart, avec beaucoup plus de tranquillité que l'homme (*a*). Celui-ci, en se livrant trop aux écarts de l'imagination, *volatilise*, évapore ses plaisirs ; la compagne qui doit les partager, commence à s'y livrer, que l'homme regrette ceux qu'il a pris ; de nouveaux efforts le ramènent à la volupté, il presse les instans délicieux........ C'est en vain, l'harmonie est interrompue, le plaisir voltige & passe de l'un à l'autre : s'ils

---

cume de Limaçon à coque ; ajoutez-y,
 De Sel
 De Gingembre en poudre, de chacun une
  pincée,
 Vingt grains de Gen-seng pulvérisés.

[a] Le physique de l'amour trop répété rend l'union des sexes stérile ; mais il en résulte encore pour l'homme & la femme des accidens particuliers dont on traitera au Chapitre III. du second volume de cet Ouvrage.

n'apprennent à le fixer, si le signal heureux qui annonce la volupté n'est point entendu des deux époux, si l'amour au même instant ne les couvre de ses ailes, ils peuvent craindre de voir la stérilité dans leur mariage ; quoique néanmoins ce malheur n'arrive pas toujours, comme on le verra ailleurs (*a*).

Il est assez facile de remédier à ces inconvéniens, lorsqu'une fois on les a découverts. La modération en amour dans les personnes du tempérament sanguin, & dans celles du tempérament bilieux, a suffi pour rendre fertiles des unions d'où il ne résultoit que des plaisirs infructueux. J'ai dit, en parlant des tempéramens, que l'homme dont la constitution étoit bilieuse, devoit être regardé comme le plus propre à la fécondité, sur-tout s'il étoit uni à une femme sanguine : c'est assez pour faire entendre que de l'union d'un homme

---

[*a*] J'entends seulement le moment de la copulation, qui dans les animaux se passe avec assez de *sang-froid*, si l'on en juge par leur extérieur. Les préludes, dans presque toutes les espèces, se font par des combats affreux, pendant lesquels chaque mâle s'efforce de se rendre possesseur de la femelle qui est l'objet de ses désirs.

bilieux à une femme de la même conftitution , on ne doit pas attendre une
nombreufe profpérité ; à moins que l'âge
rendant plus calmes les tranfports les
plus ardens , les qualités requifes pour
la fécondité ne fe trouvent réunies dans
les deux individus.

LE mariage entre perfonnes du tempérament fanguin , eft rarement infer-
tile , à moins que quelqu'obftacle particulier ne s'oppofe au but de la Nature. On obferve que les hommes de
cette conftitution étant naturellement
gais , enclins aux plaifirs , rendent fécondes des femmes , qui ayant jadis
époufé des hommes du tempérament bilieux , n'avoient pu laiffer d'enfans. Enfin , je préférerois l'homme fanguin aux
autres , dans tous les cas où il y auroit à
craindre la ftérilité de la part de la
femme. Ses talens phyfiques ne font
pas auffi éminens que dans la conftitution bilieufe , mais il y fupplée par
des *riens* , d'où dépendent fouvent le
fuccès des embraffemens. Les femmes
phlegmatiques ou pituiteufes ne peuvent être , dit-on , en de meilleures
mains qu'entre celles des bilieux ou
même des mélancoliques , fi on veut

qu'elles soient fécondes : la froideur de leur constitution les rendroit inutiles entre les bras d'un homme dont le tempérament seroit phlegmatique (*a*). Je donne encore ici néanmoins la préférence à l'homme sanguin. J'ai une confiance marquée, & que l'expérience a souvent justifiée, dans ses talens physiques & moraux, relativement à l'amour. Je ne peux mieux me faire entendre que par l'Apologue suivant.

Un Bacha se plaisoit à voir réunies dans ses jardins les plantes les plus curieuses. Il en reçut deux de la même espèce, d'une délicatesse extrême, augmentée encore par le transport, le changement de climat, & la différence du sole. Elles furent confiées à deux esclaves de caractères différens, qui promirent tous leurs soins pour la cul-

---

(*a*) Si la convenance des rangs & des fortunes ne formoit presque tous les mariages, les individus ne s'occupant que de leur bonheur, seroient mieux assortis. « L'Amour n'entre pour rien dans les ma» riages de convenance, dit M. Clerc, ou du moins » il ne bat que d'une aile ; il doit battre des deux » pour faire des enfans robustes ; ce qu'on fait à » regret, on le fait toujours mal : l'Amour dans ce » cas ressemble à une lampe sépulchrale qui éclaire » une urne, sans réchauffer les cendres qu'elle con» tient. « *Histoire Naturelle de l'Homme considéré dans l'état de Maladie*, tom. I.er

ture de ces végétaux. Pour encourager nos jardiniers, le maître jura par Mahomet de donner la liberté au cultivateur de la plante, qui la première produiroit des fleurs. On peut juger de leur activité à examiner ce qui convenoit aux plantes dont ils étoient chargés, & auxquelles ils attachoient le bien le plus précieux. L'une devoit être conduite par un *Indien*, vif, impatient, robuste ; l'autre, par un *Européen*, non moins vif, mais aussi moins impatient, & dont la force étoit compensée par l'adresse. L'Indien ne quittoit pas la plante qui lui étoit confiée. A chaque instant, nouveau labour, ample arrosement ; il n'épargnoit rien. .... La petite plante fatiguée étoit continuellement transportée d'un lieu à un autre ; ici le soleil est trop chaud, là c'est le vent qui souffle, tout est perdu ! La plante va périr ! Et de l'eau & du labour !........ L'Européen, au contraire, paroissoit moins occupé que son compagnon ; mais rien n'étoit négligé, il savoit placer ses soins, & sur-tout attendre les circonstances qui les rendoient nécessaires. La chaleur commençoit-elle à se faire sentir à sa

petite plante ? Mon compagnon l'Indien, difoit-il en riant, a déjà rafra?-
chi les racines de fon élève, il fe hàte
de la tranfporter à l'ombre....... Le
pauvre innocent ! J'en fuis fâché, mais
il ne réuffira pas. Il connoît peu les
loix de la Nature ; c'eft elle qui fertilife la terre, & non pas cette poignée
d'hommes répandus fur fa furface. Lorfque les plantes qui végètent, altérées
par la chaleur, annoncent aux hommes qu'elles ont befoin d'eau, la Nature ne femble-t-elle pas attendre encore un plus grand degré de chaleur
avant d'ordonner les orages ? N'obfer-
ve-t-on pas, qu'avant que les végétaux
reçoivent des arrofemens auffi falutaires, tout concourt à les difpofer à
fucer avec fruit ces influences bien-
faifantes ? Des nuages légers fe forment peu à peu, adouciffent, brifent
les rayons du foleil ; les zéphyrs agitent doucement les feuillages des plantes, & fans diminuer la chaleur, dif-
pofent celles-ci à afpirer les fucs que
la Nature leur prépare. Des vapeurs
légères s'élèvent dans l'athmofphère &
femblent deftinées à adoucir l'impreffion trop vive que feroit la chûte de

l'eau fur de jeunes plantes............ C'eft alors que le befoin s'annonce , & qu'il faut y fatisfaire. En raifonnant ainfi, notre jardinier phyficien , imitoit la Nature dans fes procédés , & joignoit l'application au précepte. Auffi vit-il en peu de temps la plante qui lui fut confiée , développer , étendre fes rameaux ; de jeunes boutons parurent à leurs extrémités , & leur épanouiffement fit place aux fleurs éclatantes, dont la naiffance devoit procurer la liberté à celui qui avoit fu les faire éclorre. Il n'en fut pas de même de la plante cultivée par l'Indien ; il donnoit fes foins avec trop d'ardeur. Le plus léger changement qu'il croyoit appercevoir dans la plante , lui paroiffoit de preflans befoins auxquels il s'empreffoit de fatisfaire..... Elle n'en mourut pas cependant , fi l'on ne veut appeller mort l'état d'un être auquel il eft impoffible de laiffer des individus de fon efpèce.

En obfervant les précautions indiquées, en parlant des Tempéramens , (*a*) & celles qu'on a vu plus haut ,

____

[*a*] Chapitre I.er de ce volume.

je veux dire en ne contractant pas d'u-
nions disparates, on peut en quelque
forte être assuré de laisser des enfans,
qui perpétueront l'existence des auteurs de leurs jours. Mais ceux qui ont
eu le malheur de contracter de telles
unions, ne doivent cependant pas dé-
sespérer de rendre leur mariage fertile, s'ils veulent s'assujettir à ce qui a
déjà été prescrit. On a vu que domter
la constitution primitive des individus
est presque impossible ; on peut néanmoins l'adoucir avec le temps, du
moins pour ce qu'il s'agit ici, & les
moyens d'y parvenir ne doivent être
pris que dans la nature des alimens qui
font les plus familiers. Le régime doit
tendre, par exemple, à rendre moins
ardent l'homme bilieux, qui a épousé
une femme mélancolique ou pituiteuse,
tandis que celle-ci doit faire usage d'a-
limens capables de donner plus de ton,
plus de ressort à ses organes.

LE tempérament sanguin exige un
régime qui rafraîchisse le sang, qui
en calme l'effervescence : les personnes
de cette constitution doivent s'abstenir
de tous les mets trop assaisonnés. Les

liqueurs trop fermentées , trop fpiritueufes leur font contraires. Elles doivent employer les viandes tirées des
animaux qui vivent d'herbes & de grai-
nes , comme le bœuf, le mouton , le
veau & la volaille : les herbes potagères , (fi l'on en excepte l'ail , l'oi-
gnon , la moutarde , les afperges , les
artichaux , le céleri , les choux , &c.)
conviennent aux perfonnes fanguines.
Elles doivent fur-tout avoir foin que
la tranfpiration fe faffe avec liberté ;
fa fuppreffion entraîne des accidens
graves.

· TANDIS que le régime indiqué fera
fuivi avec exactitude, on obfervera de
fe livrer aux occupations qui y font
relatives , & qui ne contribueront pas
peu à entretenir les qualités phyfiques
de l'homme fanguin. Il évitera de fe
livrer à de trop grandes diffipations ;
parce·que , déjà affez porté aux plaifirs , il ne doit pas chercher à augmenter la propenfion qu'il a pour eux. Les
lectures , par conféquent , doivent être
choifies. Il faut fur tout éviter celles
qui deviennent dangereufes en excitant l'imagination au plaifir : la vivacité
de l'homme fanguin communique aux

ſens , avec une facilité étonnante, les plus légères impreſſions , & les perſonnes de ce tempérament cèdent volontiers aux titillations qui les agitent.

LES hommes bilieux doivent à leurs repas préférer aux autres alimens , ceux qui relâchent les fibres trop tendues, qui humectent , rafraîchiſſent & adouciſſent. Le régime du tempérament ſanguin convient aſſez aux perſonnes de cette conſtitution ; leur eſtomac eſt fort, & rien ne leur eſt ſi contraire que l'abſtinence. L'été eſt ſur-tout le temps où elles doivent veiller ſur leur ſanté, éviter les boiſſons ſpiritueuſes , les alimens échauffans, les poiſſons de mer qui tendent à la putréfaction , &c. Elles peuvent remédier aux chaleurs d'entrailles, à la conſtipation, en uſant tous les matins de quelques verres d'eau , bus à jeun de demi-heure en demi-heure.

LES perſonnes de cette conſtitution doivent encore éviter les paſſions fortes qui donnent de violentes ſecouſſes à la machine. La promenade , la muſique, les plaiſirs tranquilles ſont pour elles des moyens de ſanté ; tandis que l'oiſiveté, l'ennui, la longue application & l'opiniâtreté du travail ; leur font funestes. Elles doivent rechercher la compagnie des personnes dont l'imagination est riante & enjouée, avec autant d'ardeur que peut-être elles doivent éviter de se lier, trop étroitement, avec celles d'un tempérament analogue au leur.

TOUT ce qui appauvrit & qui épuise le sang, peut produire le tempérament mélancolique : (nous avons vu que cette constitution n'est qu'acquisitive, puisqu'elle ne se déclare qu'à l'âge viril,) aussi l'abstinence, un air trop chaud, toutes les liqueurs, les vins fumeux, les longues veilles, les exercices violens, les passions vives & fortes, sont nuisibles aux mélancoliques. Le régime qui leur convient est celui qui peut introduire dans le sang assez de liquide, pour qu'il puisse pénétrer les parties du sang trop rapprochées. Le pain bien fermenté, les viandes tirées des animaux herbivores & la jeune volaille, doivent être la base de ce régime ; les herbes potagères doivent en faire l'assaisonnement, auxquelles on peut quelquefois unir des aromates légers,

ainsi

ainsi qu'on l'a vu au Chapitre de l'Impuissance.

Les personnes de la constitution mélancolique doivent, comme les précédentes, rechercher ce qui peut détendre leur imagination : la promenade, la musique, les plaisirs tranquilles, leur sont indiqués ; elles ne doivent rester dans les appartemens que le moins qu'il leur est possible ; le contact immédiat de l'air extérieur & l'exercice modéré, leur seront d'autant plus salutaire, que ce sera tout à la fois distraire l'imagination & fortifier les organes.

La constitution pituiteuse ou phlegmatique, annonce la nature défaillante ; elle exige, dans l'état de maladie, des remèdes qui ébranlent & secouent la machine ; dans l'état de santé, (si les personnes de cette constitution en jouissent,) le régime doit remplir les mêmes indications. Tout ce qui échauffe & dessèche convient ici, avec les ménagemens & les restrictions que dicte la prudence. Les hommes pituiteux doivent respirer un air sec, faire un usage modéré des liqueurs fermen-

tées, du vin, du café, du chocolat;
avoir foin fur-tout de ne pas noyer les
digeftions par des lavages qui font tout
au moins inutiles, car tout ce qui rafraî-
chit, qui humecte & relâche, eft nuifible. La viande de bœuf, de mouton,
la volaille, convient mieux aux perfonnes de ce tempérament, que les jeunes animaux, qui abondent en humidité, tels que le veau, l'agneau, le cochon
de lait, &c. mais ce qu'on ne peut
trop recommander, c'eft l'exercice;
car l'augmentation de mouvement &
de chaleur qui en réfultent, font très-
néceffaires pour faciliter les fecrétions
& les autres fonctions naturelles.

D'HABILES Médecins ont obfervé,
qu'on trouve peu fréquemment des
hommes pituiteux parmi les foldats, les
laboureurs, & tous ceux qui font obligés de vivre du travail de leurs mains.
Auffi les pituiteux étant moins féconds
que les autres hommes, il eft aifé de
dire pourquoi la population eft moins
abondante chez les gens du monde qui
mènent une vie fédentaire & oifive,
que parmi les habitans des campagnes
& des villes peu confidérables.

UN célèbre Médecin de la Faculté

de Paris, auſſi connu par les talens qui le diſtinguent dans l'art de guérir, que par une éloquence perſuaſive qui attire à ſes leçons un concours prodigieux d'Auditeurs, m'a paru, (dans les ſavantes leçons qu'il donne ſur la Phyſiologie,) avoir une ſorte de confiance en l'homme phlegmatique, relativement à la génération. La raiſon qu'en donne ce ſavant Académicien, & ſi je me la rappelle bien, que les hommes de ce tempérament n'étant pas aiguillonnés par la force de leur imagination, ne ſe livrent à l'amour, ou plutôt à un beſoin phyſique ſtrictement dit, que lorſque la liqueur ſéminale eſt en aſſez grande quantité pour les y déterminer ; que conſéquemment, cette liqueur a dû ſubir, durant ſon ſéjour dans les organes ſpermatiques, les préparations néceſſaires pour devenir prolifique. Peut-être cette aſſertion découle-t-elle du ſyſtême d'Hippocrate ſur la génération, pour lequel M. Petit laiſſe entrevoir quelque penchant (*a*). Quoiqu'il en ſoit, on peut dire, même

______

(*a*) On verra au Chapitre X. du II.e volume, l'expoſé de ce Syſtême ſur la Génération.

A a 2

en admettant le fentiment de M. Petit, que fi l'homme de la conftitution phlegmatique a quelque talent pour la multiplication de l'efpèce, l'occafion de le développer doit fe rencontrer rarement, par les raifons que nous avons expofés ailleurs (*a*). On peut encore ajouter, que ces talens doivent s'éclipfer dans l'homme, qui, né avec beaucoup de tranquillité, relativement à l'amour, s'eft livré au défordre par une forte de vanité mal entendue, par l'effet des mauvais exemples, &c. car encore une fois, l'homme de la conftitution dont nous parlons, eft celui auquel l'état de célibataire eft le moins à charge.

CHACUN étudiant fa conftitution, d'après le tableau que j'en ai expofé au Chapitre des Tempéramens, pourra fe fervir des moyens propofés ci-deffus pour adoucir les défauts qui conftituent la ftérilité, & qui dépendent effentiellement de la conftitution de cha-

---

(*a*) Il faut fe rappeller ce que nous avons dit de ffortiment des conftitutions, en parlant des tempéramens, au Chapitre I.er de ce volume.

que individu. Les qualités qui constituent les tempéramens primitifs, ne se
trouvant pas toujours dominer seules
dans le même sujet, il en résulte des
combinaisons qui modifient les tempéramens de différentes manières. C'est
encore aux personnes qui sont dans ce
cas, à étudier les mélanges de qualités
qui exigent quelques changemens dans
le régime. Le tempérament sanguin ,
par exemple, s'unit quelquefois avec le
mélancolique, & le pituiteux avec le
bilieux; il faut pour - lors assortir les
régimes de ces deux constitutions.

PARMI les alimens prescrits dans
les moyens de rendre fertiles les mariages , en corrigeant quelques constitutions, j'ai placé deux boissons, le café
& le chocolat, regardées par des personnes , sur-tout la première, comme
peu propres à remplir les vues quel'on
se propose. A l'égard du chocolat, c'est
une nourriture qui répare &qui fortifie promptement. Il contribue par ces
deux qualités à féconder les plaisirs
du mariage , & il convient sur-tout aux
personnes phlegmatiques qui ont besoin
de stimulant.

UN Médecin Anglois (*a*) ayant un phtyfique réduit à un état pitoyable, lui confeilla l'ufage du chocolat ; le malade fe trouva dans peu parfaitement guéri ; mais ce qui démontre l'efficacité du régime contre la ftérilité, c'eft que la femme du malade, pour complaire à fon mari, s'étant mife auffi à l'ufage du chocolat, eut dans la fuite plufieurs enfans, quoiqu'elle passât auparavant pour être hors d'état d'en avoir. Si le chocolat n'opère pas fouvent des effets auffi marqués, c'eft que l'on en fait une mauvaife application, ou que les ingrédiens qui le compofent ne font pas d'une bonne qualité. L'ufage du chocolat ne doit guère convenir aux tempéramens bilieux ni aux fanguins, puifqu'il échauffe beaucoup les premiers, & qu'il nourrit trop les feconds, en augmentant encore le volume du fang. L'addition de la vanille & de l'ambre que l'on fait au cacao & au fucre dans la compofition du chocolat, le rend infupportable & nuifible à toutes les perfonnes qui font

____

(*a*) *Traité des Alimens* par Lemeri, III.e partie, Chap. VIII.

échauffées & dont le sang est en agitation. Il faut aussi observer qu'il en est de cet aliment, comme de plusieurs autres ; il ne faut pas s'y être habitué trop fortement pour qu'on se ressente de ses bons effets ; il devient presqu'indifférent par l'habitude.

Je ne rapporterai pas tout ce qui a été dit pour & contre le café ; il faudroit des volumes entiers. La boisson que l'on fait avec cette graine est, selon de grands Médecins, un préservatif assuré contre plusieurs maladies ; & selon d'autres, il la faudroit proscrire entiérement de l'Europe. On soutint en 1695 une thèse dans les Ecoles de Médecine de Paris, dans laquelle on entreprit de prouver, que l'usage journalier du café rendoit les hommes & les femmes inhabiles à la génération. Il seroit à souhaiter que cette boisson ne soit pas d'un usage aussi général qu'elle l'est ; mais je ne crois pas qu'on puisse à la rigueur attribuer au café la dépopulation qu'on observe en Europe, depuis qu'il y a été mis en vogue. M. Hecquet, dans le *Traité des Dispenses du Carême*, rapporte l'histoire suivante, pour prouver l'influence du café fur la propagation de l'efpèce. Une Reine de Perfe ne fachant ce qu'on vouloit d'un cheval que l'on tourmentoit pour le renverfer à terre, s'informa à quel deffein on fe donnoit, & à cet animal, tant de mouvement. Les Officiers firent honnétement entendre à la Princeffe, que c'étoit pour en faire un hongre. *Que de fatigues ! répondit-elle, il ne faut que lui donner du café.* Elle prétendoit en avoir la preuve domeftique dans la perfonne du Roi fon mari, que le café avoit rendu indifférent pour elle (*a*).

IL eft aifé de prouver tout ce que l'on voit, lorfqu'on écarte les circonftances qui affoibliroient les chofes que l'on s'efforce d'établir. Stenzel rapporte la même hiftoire que M. Hecquet, & les réflexions qu'il y a jointes, démontrent qu'il ne faut pas toujours tirer des conféquences générales

d'un

<hr>

(*a*) *Traité des Difpenfes du carême*, Edit. de 1709. Dans la feconde édition de fon livre, en 2 vol. M. Hecquet a retranché cette anecdote. On lifoit l'Ouvrage au Réfectoire de Port-Royal, & les Religieufes furent très-fcandalifées de ce trait un peu trop gaillard ; c'eft ce qui le fit fupprimer par la fuite.

d'un cas particulier. Quelqu'un oſera-t-il ſoutenir que le café eſt un vomitif, parce que Boyle a vu un homme auquel une taſſe de cette infuſion tenoit lieu du plus fort émétique ?

» L'USAGE du café, dit Stenzel,
» loin d'affoiblir la force de ceux d'un
» tempérament vif & robuſte, & qui
» ont les parties de la génération en
» bon état, ſert au contraire à les
» exciter à l'amour. Il produit des effets
» contraires dans les perſonnes foi-
» bles qui abondent en phlegmes, qui
» ont beaucoup de particules terreſtres
» ſuperflues, & dont les organes de
» la génération ſont languiſſans. De
» ce nombre étoit Mahmud-Kaſnin,
» Roi de Perſe, qui étoit grand pre-
» neur de café, & qui ſe trouva hors
» d'état de s'acquitter du devoir con-
» jugal. » (a)

JE ne prétends pas, comme j'ai dit plus haut, démontrer que l'abus qu'il y a à faire un uſage exceſſif du café, n'entraîne aucun inconvénient. Je ſais

---

(a) *Toxicologia* de Stenzel. Voyez le *Dict.* de *Méd.* art. COFFÉE.

I. Partie. Bb

que des Médecins célèbres (*a*) ont
parlé des maladies graves qu'il peut
occasionner ; mais il suffit de dire que
cette boisson , lorsqu'elle est moins
prise par habitude que par besoin , &
que l'usage en est modéré , fortifie l'estomac , rend la mémoire & l'imagination plus vives , & donne de la gaieté (*b*). On sait que dans plusieurs alliances , la stérilité est causée par une
sorte d'engourdissement mélancolique ,
qui s'oppose à la réunion des circonstances , d'où dépend la fécondité ; une
boisson qui possède les vertus recon-
nues au café , peut donc suffire quelquefois pour réunir ces circonstances (*c*).
Mais c'est sur-tout chez les personnes
phlegmatiques , qu'il doit opérer de bons
effets , en observant néanmoins de le
prendre en petite quantité , pour éviter
le malheur dont Mahmud nous fournit

(*a*) Boecler , Simon Pauli , Willis , Cheyne ,
Hoffman , &c.

(*b*) C'est le sentiment de Prosper Alpin , de Ba-
glivi , de Lefebvre , de MM. Andri , Bourdelin &
de Jussieu. Ce dernier soutint en 1716 , une thèse
dans laquelle il conclut que l'usage du café est salutaire aux gens de Lettres.

(*c*) Les Turcs regardent le café comme une
chose si nécessaire , que les maris s'obligent , par
contrat , d'en fournir à leurs femmes.

un exemple ; tandis qu'il doit nuire aux personnes maigres, exténuées, ou dont le sang est dans une agitation violente, en les portant vers l'amour avec trop d'ardeur (*a*). » O vous qui sur une
» large poitrine portez un menton à
» triple étage, & traînez avec peine
» un ventre monstrueux, si votre santé
» vous est chere, faites usage de cette
» liqueur pleine de feu ; elle cuira cet
» amas pernicieux d'humeurs qui vous
» accablent, excitera dans tout votre
» corps une abondante transpiration,
» & au bout de quelque temps vous
» verrez votre graisse & votre ventre
» diminuer, & vous délivrer d'un poids
» fort incommode (*b*).

UN embonpoint excessif s'oppose encore quelquefois à la génération, &

____

(*a*) Les femmes, sur-tout lorsqu'elles sont enceintes, doivent être fort circonspectes sur l'usage du café, car il peut causer des hémorrhagies, d'où il résulte assez souvent l'avortement. L'abus de cette liqueur affoiblit les nerfs, & dans cet état, la moindre maladie, un accouchement même, présente des symptômes effrayans, auxquels les femmes délicates ont de la peine à résister.

(*b*) Traduction du Poëme de M. l'Abbé Massieu sur le Café. Voyez le *Journal Economique*, Juillet 1756.

même à l'acte dont elle doit être le résultat : dans cette dernière circonstance, l'homme & la femme ne sont ni impuissans ni stériles, & ne peuvent néanmoins consommer le mariage. Si l'empêchement vient du côté de la femme, elle doit se prêter à ce qu'exige de sa complaisance l'homme qui desire d'avoir des enfans.

On peut, pour faciliter les époux, permettre la situation qui leur est la plus commode. La Religion ne s'y oppose pas, lorsque le but où tendent ces efforts est la multiplication de l'espèce. Il est plus contraire à la sainteté des dogmes de la Religion, de jouir des plaisirs stériles, que de chercher à les rendre féconds par les moyens qu'indiquent la Nature & l'instinct à tous les animaux. Je n'entends pas conseiller aux époux ces postures inventées par la débauche & le libertinage le plus effréné, capables de causer la stérilité, bien loin d'y remédier.... Que ces attitudes trompeuses, qui semblent offrir l'image de la volupté aux cœurs corrompus & flétris, restent dans les lieux où l'amour n'a jamais pénétré sans horreur ; dans ces lieux où le plaisir est un monstre auquel on sacrifie avec les transports de la fureur ! L'hymen, plus attentif à donner de l'énergie à la volupté, qu'à multiplier les sacrifices qui l'appellent, bannit de ses mystères tout ce qui peut effaroucher la pudeur & la décence ; car il en est une, quoiqu'en disent les Cyniques.

Toute posture qui tend à écarter de la jouissance les fruits qu'on a lieu d'en espérer, est contraire aux loix naturelles ; & toutes celles qui applanissent les obstacles qui s'opposent à la conception, doivent être admises dans les cas qui les exigent.

Le goût fantasque de quelques hommes qui célèbrent les mystères de l'Amour, étant debout, rend nécessairement stérile l'union des sexes. Nous avons quelques observations qui prouvent que cette manière de se joindre a réussi quelquefois ; mais ces cas sont si rares, qu'ils démontrent moins la possibilité de la conception dans cette attitude gênante & contrainte, que la passion forte qui animoit les amans, lorsqu'après avoir vaincu les obstacles contraires à leurs plaisirs, ils profitoient de quelques instans dérobés & tumultueux (a). Outre la stérilité qui résulte de cette manière de s'unir à la femme, la santé doit en souffrir ; car, observe très-bien Venette ; » toutes nos parties » nerveuses travaillent alors, & se » ressentent de la peine que nous nous » donnons. Les yeux en font éblouis, » l'épine du dos en souffre, les ge- » noux en tremblent.... c'est la source » de toutes nos lassitudes, de nos » gouttes & de nos rhumatismes. » [b] L'observation suivante tirée de l'Onanisme (c), confirme ce qu'avance Venette.

Un homme livré, par une espèce de goût singulier, aux *Vénus* du plus bas étage, & ne les connoissant guère que dans les coins des rues & dans la posture dont il est question, tomba dans l'épuisement, accompagné de maux de reins les plus cruels, & d'une atrophie

----

(a) Les Auteurs qui nous ont laissé leurs observations à ce sujet, ont aussi remarqué qu'à la grossesse succède un accouchement presque toujours contre Nature, & qui expose la mère & l'enfant au danger le plus éminent. Voyez les *Observations* de Mauriceau *sur les Accouchemens.*

(b) *Tableau de l'Amour conjugal*, II.e partie, chap. VI, art. II.

(c) Art. II, Sect. VIII.

ou desséchement des cuisses & des jambes , jointe à une paralysie de ces parties , qui paroissoit être une suite de l'attitude dans laquelle il s'étoit livré à ses sales voluptés. Il mourut après avoir gardé le lit six mois , dans un état également propre à inspirer la pitié & l'effroi.

CET exemple ne suffit-il pas , pour détourner de cette manœuvre , les personnes qui , par une vanité déplacée , se font une gloire de prouver leurs forces par un moyen qui peut avoir des suites aussi funestes ?

PARMI les autres attitudes dans lesquelles l'homme & la femme s'unissent , il faut rejeter , si l'on ne veut s'opposer à la génération , celles qui pourroient éloigner l'une de l'autre , des parties qui ne peuvent être trop rapprochées. Ainsi, la femme, qui loin d'attendre voluptueusement entre les bras de son mari les caresses dont il va la combler, s'élance au-dessus des plaisirs , en saisissant une place qui ne lui est pas destinée , trouble l'ordre naturel des choses. La volupté peut sourire en voyant cette métamorphose ; l'Hymen n'aura pas à s'applaudir de la complaifance de l'homme qui laiſſe uſurper ſes fonctions.

Les tentatives des époux ſacrifians à l'amour dans l'attitude qui annonce l'indolence & le déſœuvrement , ne ſont pas ſouvent plus heureuſes. O vous ! qui voulez rendre le jour témoin de vos plaiſirs , quittez le ſiége gênant qui, ſans s'oppoſer à vos careſſes, les rendroit moins vives ! L'amour fait un trône de tout ce qu'il rencontre, mais la gêne donne des entraves aux plaiſirs : la poſtérité a des droits ſur eux que vous ne pouvez méconnoître , & c'eſt oublier ces droits que de jouir infructueuſement.

La plupart des hommes n'ont rien qui les oblige à changer , dans leurs embraſſemens, la loi générale. Cette manière uniforme d'agir , dit aſſez qu'elle eſt la plus conforme au vœu de la Nature (*a*). Si preſque tous les animaux

____

(*a*) On a prétendu que dans l'union des ſexes les Hottentots étoient obligés , de changer l'attitude générale , à cauſe d'une excroiſſance ſingulière qu'ont leurs femmes. Nous parlerons de cette difformité au Chapitre V du ſecond volume de cet Ouvrage : nous pouvons dire ici que cette excroiſſance ne change en rien les loix de la Nature pour l'eſpèce humaine. On peut voir à ce ſujet les

multiplient leur espèce dans une posture oppofée, c'eft que plus attachés au plaifir *ftrictement* dit, incapables de jouir autrement que par l'organe qui les lie entr'eux, l'imagination fait peu de chofe dans leurs jouiffances.

BIEN différent des animaux, l'homme favoure fon bonheur par tous les fens; les pulfations de fon cœur donnent le fignal du plaifir à toutes les parties de fon corps; fes baifers pleins de feu appellent la volupté; il la voit de fes yeux colorer de rofes les lis de l'époufe qui palpite dans fes bras........ Il jouit avant la jouiffance! ...... Il fe livre enfin à toute l'étendue de fes tranfports, lorfque l'Amour, en fermant la paupière de celle qui les excite, annonce qu'il va leur ouvrir les fources du plaifir. Quelle fituation peut être préférable à celle qui réunit tous les acceffoires de la volupté? Je ne vois dans toutes celles qu'invente la débauche, qu'une jouiffance brutale, fatigante, dont la ftérilité eft peut-être le moindre inconvénient.

Recherches Philofophiques fur les Américains, par M. de P. ***, IV.e partie, Section IV.

LES hommes qui veulent rendre féconds leurs embraſſemens, (& pourroit-il s'en trouver qui ne le vouluſſent pas ?) ne doivent donc pas s'écarter, autant qu'il eſt poſſible, de la loi générale. Je dis, autant qu'il eſt poſſible ; l'union d'une femme extrêmement délicate à un homme diſproportionné, exige des attentions auxquelles on ne peut ſe refuſer. La femme doit goûter le plaiſir ſans rien craindre, & les embraſſemens amoureux n'en ſeront pas moins vifs pour être donnés d'une manière moins directe.

LA ſtérilité, qui a pour cauſe le peu d'étendue de la partie qui diſtingue l'homme de la femme, diſparoît ſi, dans les approches, la femme ſe préſente dans une autre attitude oppoſée à celle qui eſt généralement ſuivie. La matrice ſe trouve alors dans une ſituation favorable à la conception, & la liqueur ſéminale ne rencontre pas d'obſtacles qui puiſſent l'empêcher de parvenir dans le champ qu'elle doit fertiliſer. C'eſt encore par ce moyen qu'un époux peut jouir des droits du mariage, ſans craindre de bleſſer ou la mère

ou l'enfant, lorsque la grossesse s'oppose à la situation ordinaire (*a*).

UNE cause de stérilité plus commune qu'on ne le croit ordinairement,
est l'état du prépuce dans certains sujets. Un homme vigoureux savoure le
plaisir en le faisant partager à sa femme, & ne peut réussir à la rendre fertile, parce que l'extrémité de la verge
(le gland) est recouverte par le prépuce. Cette incommodité, qui se nomme *phimosis*, n'est pas toujours assez
considérable pour exiger les secours de
l'art ; mais elle l'est néanmoins assez
pour s'opposer souvent à la génération.
Un homme étoit marié depuis dix ans,
sans avoir pu se procurer un successeur ;
fatigué des plaisanteries continuelles
qu'il essuyoit, il voulut sérieusement
s'occuper du soin d'imposer silence à
ses amis. Après quelques consultations,
il vit que l'obstacle à la fécondité de

(*a*) » En Amérique..... les peuples.... ne con-
» noissoient jamais de femmes dont ils soupçonnoient
» la grossesse, & c'est là vraisemblablement une des
» raisons pourquoi il y naissoit si peu d'enfans tortus
» & contrefaits, dont la multiplication tient, plus
» qu'on ne le pense, à une incontinence brutale. »
Recherches Philosophiques sur les Américains, I.e part.

fon mariage feroit détruit moyennant
quelques précautions qu'il pouvoit
prendre facilement lorfqu'il embraffe-
roit fa femme. (on imagine affez ce
qu'il faut faire dans un pareil cas.)
Le prépuce ne couvroit pas le gland fi
étroitement, qu'il ne fût poffible de
mettre celui-ci à découvert. L'expédient
réuffit, & le titre de père le dédom-
magea amplement de la petite fujétion
à laquelle il s'aftreignit pendant qu'il
partageoit les tranfports de fon époufe.

J'AI dit que cet obftacle à la génération étoit plus commun qu'on ne le
croyoit, & les Chirurgiens pourroient
confirmer ce que j'avance, par beaucoup d'obfervations qui y font relatives,
& auxquelles on n'apporte pas ordinairement grande attention, parce que
la plupart des hommes ne font guère
inftruits fur ces objets.

IL ne faut pas décider, entre les
époux, les unions ftériles, & fe décou-
rager, parce que les parties qui agiffent
dans ces unions ne paroiffent pas avoir
les proportions qu'on leur fuppofe néceffaires, pour la génération. On verra
dans le volume fuivant, en parlant des

parties qui diſtinguent les ſexes, que la membrane que l'on nomme *hymen*, & qui ſe rencontre très-rarement, eſt quelquefois un obſtacle à la fécondité, puiſqu'elle l'eſt même à l'acte dont la génération réſulte. Cet obſtacle eſt levé par une opération chirurgicale, dont la pratique offre pluſieurs exemples *(a)*. La petiteſſe de la partie diſtinctive de l'homme, n'eſt pas toujours un empêchement à la fécondité, puiſque l'on a vu des ſujets que des accidens avoient privé d'une partie de la verge, rendre néanmoins leur mariage fertile. Ces cas ſont aſſez rares, mais il ſuffit que la choſe ſoit arrivée pour que l'on ſoit en droit d'eſpérer qu'elle ſe puiſſe rencontrer encore *(b)*.

(a) Voyez les Chapitres **V** & **VI** du ſecond volume.

(b) Pour ces incommodités, on ne peut guère donner que des préceptes généraux, ainſi que nous l'avons fait. C'eſt aux époux à réunir leurs efforts pour faire diſparoître les obſtacles, & tout dépend de leur intelligence. Mais qu'ils ſe gardent ſur-tout d'avoir recours aux moyens violens dont on a parlé au chapitre **IV.** & d'imiter les femmes Américaines qui, au rapport d'Améric Veſpuce, faiſoient enfler le membre génital de leurs maris en y appliquant des animaux vénimeux qui, par leurs piquûres, excitoient à la partie une extuméſcence monſtrueuſe ſuivie des accidens les plus graves.

C'est pendant que les defirs n'ai-
guillonnent pas les époux, qu'ils doivent tenir confeil fur leur fituation,
examiner les obftacles qui s'oppofent à
leur bonheur, & conférer fur les me-
fures qu'ils ont à prendre pour réuffir.
Que dans les tranfports qui précèdent
& accompagnent leurs careffes, ils ne
perdent pas de vue ce que la génération
exige pour avoir lieu, l'intromiffion de
la partie qui diftingue l'homme, &
enfuite le jailliffement de la liqueur
prolifique. Qu'ils fe fouviennent fur-
tout, que rien ne doit retarder ce jailliffement ni s'oppofer à ce que la liqueur pénétre jufques dans la matrice.
Ces acceffoires voluptueux, ces plaifirs ménagés par l'art, en fatigant les
organes, leur font perdre de leur élafticité. L'homme peut bien effleurer la
jouiffance pour établir l'harmonie qui
doit y régner, mais que la femme ne
cherche pas à augmenter trop la foif
qui le dévore avant que de l'appaifer.
Des defirs trop long-temps combattus,
fuit une jouiffance prefque *fpirituelle*,
où l'imagination a beaucoup plus de
part que les fens; & comme ce n'eft pas
la première qui fertilife l'accouplement,

on ne doit pas s'étonner si les transports langoureux des amans sont volontiers stériles.

On a vu jusqu'ici, que les causes de l'infertilité du mariage, sont souvent de nature à être anéanties ; il en est d'autres, d'autant plus rebelles, qu'elles ont leur siége dans la masse des humeurs : comme lorsqu'il s'agit d'un vice particulier qui les dénature, les corrompt & les infecte [a]. Ces maladies sont du ressort de la Médecine, & je crois qu'elle doit plutôt donner ses soins à la maladie essencielle, qu'à la curation de la stérilité, qui seroit impossible, & qui, d'ailleurs, cessera dès que la cause principale ne subsistera plus.

Le trop d'embonpoint s'oppose à la fécondité : la graisse dans les personnes qui ont la fibre lâche, supplée à la liqueur prolifique, qui demeure sans

____

(a) Les accidens qui accompagnent les maux vénériens peuvent quelquefois rendre inhabile à la génération ; la gonorrhée, les fleurs blanches, les maladies qui attaquent les parties de l'un & de l'autre sexe, & qui sont les symptômes du vice vénérien, produisent quelquefois cet effet, aussi-bien que le vice écrouelleux, scorbutique, &c.

action, faute d'être préparée par des organes solides. Il s'agit dans cette circonstance de suivre un régime capable de donner du reſſort aux parties.

Il eſt d'autant mieux indiqué, que les perſonnes très-graſſes ſont extrêmement délicates, molles, & ne pouvant ſupporter aucune fatigue. J'ai vu des femmes qui ont été guéries de la ſtérilité en faiſant ſeulement beaucoup d'exercice. Elles ſouffroient au commencement, mais peu à peu elles acquerroient une conſtitution robuſte, ſi néceſſaire lorſqu'on veut remplir les droits ſacrés de la Nature ... Combien d'enfans doivent leur naiſſance aux ſages conſeils du célèbre Tronchin ! On combat encore le trop d'embonpoint en dormant peu, faiſant quelquefois uſage d'alimens capables d'échauffer, de vin pur, de liqueurs ſpiritueuſes, mais avec modération ; car une des principales cauſes de la ſtérilité, eſt l'abus que l'on fait des liqueurs fortes ; il eſt à craindre, ſi l'on n'y remédie, que les effets n'en deviennent plus ſenſibles (a). LES

---

[a] Hippocrate conſeille à ceux qui veulent avoir

LES personnes stériles par le trop d'embonpoint, ne doivent être saignées que pour des nécessités indispensables ; (& c'est toujours à un Médecin qu'il faut avoir recours pour en constater la nécessité] les purgations réitérées, & l'usage des eaux ferrugineuses sont ici très-indiquées ; mais, comme on l'a dit plus haut, c'est l'exercice & la dissipation qui doivent concourir avec le plus d'activité à la cure de cette maladie.

APRÈS les purgations & l'usage des eaux ferrugineuses , parmi lesquelles on donne la préférence à celles de Passy & de Forges, on prendra le remède suivant.

Prenez *une once de moëlle de bœuf,*
Deux jaunes d'œufs frais ;
battez le tout ensemble, & ajoutez-y
Quatre grains d'Ambre-gris,
Une pincée de Gingembre.
Mettez tout dans une assiette, sur un réchaud, & faites-le cuire en consistance d'omelette.

____

des enfans, de ne point s'enivrer, de ne point boire de vin blanc, à moins qu'il ne soit naturel & fort. On sait que l'usage de ces boissons ne rend pas toujours impuissant, mais ne cause-t-il pas assez de désordre s'il répand la stérilité sur les mariages ?

I. Partie. C c

ON la mange toute entière le matin à jeun, & l'on boit un verre de vin d'Espagne ou de Canarie pardessus ; il faut continuer pendant huit jours, à moins que l'on ne se sente trop échauffé; car, comme on l'a dit ailleurs, tout ce qui force la Nature, doit être employé avec précaution.

DANS la première édition de cet Ouvrage, j'ai relevé une faute qui s'étoit glissé dans le *Dictionnaire de Santé*, & qui m'a paru considérable. On y trouve la recette, ci-dessus indiquée, dans laquelle on fait entrer *deux gros d'am-bre-gris* (144 grains) (*a*), tandis qu'il s'en faut de beaucoup que l'on ose porter aussi loin la quantité d'ambre que l'on ordonne en Médecine. J'ai fait voir ce qui pouvoit résulter des fautes de cette nature pour les hommes qui, sans avoir les connoissances requises, font usage de toutes les recettes qu'ils rencontrent, ou pour eux, ou pour les autres. En effet, celui qui emploie l'ambre-gris, d'après un livre accrédité, & jouissant d'une réputation

____

(*a*) Voyez le *Dictionnaire de Santé*, III.e édition, à l'article STÉRILITÉ.

qu'il mérite à tant d'égards, n'eft pas obligé de favoir les dofes auxquelles ont été reftreintes les fubftances qu'il emploie. Il peut ignorer que M. Lemeri fixe la dofe d'ambre que l'on peut donner à quatre grains au plus (*a*) ; & que fi quelques Médecins ont cru devoir augmenter cette dofe, c'eft que les circonftances l'exigeoient, & qu'ils étoient à portée de réprimer les effets trop actifs de l'ambre, s'il eut été néceffaire (*b*). Les Orientaux qui font habitués à prendre l'ambre - gris, & qui l'emploient avec d'autant plus d'ardeur, qu'ils fe perfuadent que cette fubftance regarde finguliérement la mort, ne fe permettent jamais d'en prendre au delà de fept à huit grains tout au plus (*c*). Dans le *Dictionnaire d'Hiftoire naturelle*, par M. Bomare,

---

[*a*] Voyez *la Chymie* de Lemeri, I.re part. chap. XXII, & le *Traité des Drogues* du même Auteur, au mot AMBRA.

(*b*) Voyez la *Matiere Médicale* de M. Geoffroy, &c. le *Manuel du chirurgien*, ou dans la Pharmacie Chirurgicale qui fe trouve à la fin du I.er vol. la dofe d'ambre pour les adultes, eft reftreinte à trois grains.

(*c*) Voyez le *Dictionnaire de Médecine*, au mot AMBRA.

on lit ; qu'à l'égard de l'ambre , on peut le faire prendre, intérieurement depuis un demi grain jufqu'à dix ou douze , ou même davantage : *car fur les dofes , il n'y a en quelque forte aucune regle pour ces fortes de remedes & de maladie* (*a*). M. Macquer dans fon *Dictionnaire de Chymie* , s'eft fervi des mêmes expreffions , & c'eft de là que M. Bomare a tiré ce qu'il avoit à dire fur les vertus de l'ambre. En lifant ce qui précède , on verra qu'il ne s'agit pas dans ce paffage des vertus aphrodifiaques de l'ambre : » on lui attribue » auffi , dit M. Macquer, la propriété » d'exciter à l'acte vénérien. Mais la » vertu la plus effentielle, eft d'être » anti fpafmodique & calmant..... de » pouvoir procurer du foulagement » dans certaines affections *hyftériques*, » *vaporeufes* , *convulfives* , & autres » *maladies du genre nerveux*: on peut » le faire prendre intérieurement de- » puis un demi grain.... » &c. (*b*) C'eft donc dans ces maladies, où un Mé-

---

(*a*) Ce paffage ne fe trouve que dans la II.e édition du *Dictionnaire d'Hiftoire Naturelle*, au mot AMBRE.

(*b*) *Dictionnaire de Chymie*, au mot AMBRE.

decin peut passer les doses ordinaires ;
mais il n'y a qu'un Médecin qui le
puisse faire, & il faut des circonstances
qui l'exigent absolument. On peut se
rappeller ce que nous avons dit, d'après
M. de Sauvages, sur l'action des médicamens en parlant de l'opium, & on se
convaincra que telle substance donnée
heureusement à tel homme, aura des
suites funestes administrée à un autre,
ou même au premier, si les circonstances ne sont plus les mêmes. J'ai cru
devoir m'arrêter un peu sur cet objet,
parce que quelques personnes croient
que l'usage de l'ambre, même à une
dose excessive, est indifférent pour la
santé. Attachons-nous, autant qu'il
est possible, à détruire les préjugés que
nous rencontrons ; il n'en restera encore que trop parmi les hommes.

Les bains, dont j'ai déjà parlé au
Chapitre de l'Impuissance, concourent encore à bannir la stérilité dans
les personnes trop grasses, & qui par
cela même sont d'une délicatesse extrême. Ils suppléent au défaut d'exercice dans quelques climats.

Les femmes Turques sont presque

toujours dans l'inaction, & elles doivent leur fécondité à l'ufage des bains, qui eft un fpécifique contre les vapeurs & la plupart des accidens fpafmodiques, dont devroient être attaquées des femmes prefque toujours couchées fur leur fopha. Si elles paffent quinze jours fans prendre le bain, la tête leur fait mal, & tout leur corps fouffre un mal-aife; avant-coureurs des incommodités qui affiégent les femmes inactives.

Il réfulte auffi des inconvéniens de l'ufage du bain, même dans l'Orient; mais ils feroient faciles à éviter fi la fuperftition ne s'y oppofoit. Leur fréquence eft exceffive : tout bon mufulman qui a couché avec fa femme, eft obligé de fe purifier dans le bain; un Turc qui n'eft pas marié doit aller au bain, fi pendant la nuit il a été favorifé par un fonge voluptueux; les femmes de leur côté font obligées d'aller au bain pour les mêmes caufes & fous la même obligation (*a*). Elles font dif-

***

(*a*) Ce ne font là qu'une partie des motifs qui obligent les Turcs a aller au bain, qu'ils recommencent même à prendre s'ils ont entendu le cri d'un cochon, fi un chien s'eft approché d'eux pendant le bain, &c. &c. Voyez le *Dictionnaire Encyclopédique*, au mot ABLUTION.

penſées de ſe trouver à la moſquée dans le temps des prières ; mais le bain eſt un devoir eſſentiel, preſcrit par leur Religion, & auquel il eſt impoſſible de ſe ſouſtraire [a].

Les mauvais effets que produiſent les bains dépendent encore de la qualité de l'eau, & du temps qu'on y reſte (b). Si l'eau eſt chaude, elle occaſione des ſyncopes, des vomiſſemens, des vertiges, des cardialgies, &c. D'ailleurs, les femmes Turques reſtent long-temps dans le bain ; elles ſont obligées d'y faire leur toilette : on les y peignent, on les lave à pluſieurs repriſes, & l'on y treſſe artiſtement leurs cheveux. Indépendamment du temps que cela demande, les femmes font baigner avec elles leurs enfans, à qui elles font la même cérémonie. Les hommes, qui ne font qu'entrer dans le bain, s'y laver & en ſortir enſuite, ſe reſſentent de ſes bons effets, ſans y être expoſés, comme les femmes, aux

---

[a] Il n'y a pas de Village Turc avec une petite moſquée, qui n'ait auſſi un bain public.

(b) Voyez les *Obſervations ſur les Turcs*, par M. Porter, II.e part. chap. XIII.

accidens dont j'ai parlé [*a*].

IL feroit facile de tirer parti des bains dans notre climat, en obfervant d'écarter ce qui peut les rendre dangereux. Il faudroit fur-tout ne pas imiter la conduite des Seigneurs Ruffes, qui après avoir fait ufage du bain, & celui-ci eft une fournaife qu'on nomme bain de vapeurs (*b*), vont fe repofer dans

____

(*a*) Les Turcs ne font pas les feuls qui fe fervent fréquemment des bains à Conftantinople ; les Grecs, les Arméniens, les Juifs s'en fervent auffi. Leurs femmes, de même que celles des Turcs, ne font treffer leurs cheveux que dans les bains. Les Arméniennes, qui ne changent pas fouvent de linge, font obligées de fe laver plus fouvent que les femmes Turques. On trouve dans une *Differtation fur les Bains Orientaux*, par M. Ant. Timony, Médecin à Conftantinople, inférée dans l'Ouvrage de M. Clerc, les détails les plus curieux, & en même-temps les plus utiles, fur les avantages & les inconvéniens qui réfultent de l'ufage des bains dans l'Orient. Voyez l'*Hiftoire Naturelle de l'Homme, confidéré dans l'état de maladie*, tom. II.

(*b*) Ces bains fe prennent dans une chambre affez petite, dont le plafond eft peu élevé ; elle contient un ou plufieurs fourneaux de briques, dont on pouffe le feu jufqu'à ce que la pierre large & inclinée qui eft à leur fommet, foit brûlante. Quand ceux & celles qui veulent prendre le bain de vapeurs, font dépouillés de leurs habits, on répand fur cette pierre de l'eau chaude ou froide qui s'élève en vapeurs, & fe difperfe fur les corps nuds. L'atmofphère de la chambre dans ce moment, eft femblable à celui d'un four ou d'une raffinerie. Plufieurs

dans leurs lits & prennent les cordiaux
les plus forts. C'eſt détruire en un inſtant les bons effets du remède que l'on
vient d'employer ; c'eſt faire éclorre
le germe de pluſieurs maladies dangereuſes , ou du moins s'expoſer à paſſer
ſes jours dans un état de langeur qui
rend incapable de tout.

Ce que j'avance ici , n'eſt point
étranger à mon objet. Lorſque des
Philoſophes célibataires ſe ſont écriés ;
*pères & mères, plongez vos enfans dans
le Styx !* On a admiré leurs déclamations , mais on a toujours ſuivi l'ancienne méthode d'élever ſes enfans.
Lorſque d'habiles Médecins ſont ve-
nus , accompagnés du raiſonnement &
de l'expérience, à l'appui des philoſophes ; lorſque les Tiſſots ont donné des
faits , & qu'ils ont dit, accoutumez *peu
à peu* vos enfans aux bains froids ,
beaucoup de perſonnes ont ſenti l'importance de cette méthode de fortifier les hommes , & on a commencé

Français , qui ont voulu eſſayer ce bain en Ruſſie ,
m'ont aſſuré qu'ils n'avoient pu y reſter une minute.
Voyez ce que rapporte à ce ſujet M. l'Abbé Chappe
d'Autroche dans ſon *Voyage en Sybérie*, tome I.er
part. I.er

I. Patie. **D d**

à la mettre en ufage. Mais qu'eft-il arrivé ? Des enfans que l'on deftinoit à être plongé dans l'eau froide, une partie le furent dans l'eau chaude ; (& c'eft par l'eau tiéde que l'on devoit commencer.) On craignit enfuite l'impreffion trop vive d'une liqueur froide fur le corps d'un enfant chéri, on continua les bains chauds ; & j'ai vu des enfans qui, grace à la tendreffe extrême de leurs parens, ne feront jamais que des hommes foibles & maladifs, fi les infirmités dont ils font déjà attaqués leur laiffent parcourir la durée ordinaire de la vie humaine (*a*).

Les perfonnes foibles, qui pour combattre la ftérilité, auroient recours aux bains chauds, tomberoient dans le même inconvénient ; fur-tout, fi comme les Seigneurs Ruffes, ils ne s'atta-

---

[*a*) Il faut confulter, fur la manière de faire prendre les bains aux enfans, les préceptes que donne Mr. Tiffot, dans fon excellent Ouvrage, *Avis au Peuple fur fa fanté.* Vol. II. chap. XXVII. La *Differtation* de M. Ballexferd, *fur l'Education phyfique des Enfans*, I.re époque. On trouve dans cette Differtation, les raifonnemens les plus fenfés fur les bains adminiftrés aux enfans : l'Auteur y balance les avantages & les défavantages qui en peuvent réfulter, felon le climat, les mœurs, & la conftitution des individus.

choient pas à rétablir, après avoir pris
le bain, le ton, le reffort des fibres.
La force des porte-faix de Conftantinople (on en raconte des prodiges,)
s'acquiert & fe foutient par l'exercice
que ces hommes font obligés de faire.
Ils feroient bien éloignés de cet état,
& jamais leurs fibres ne reprendroient
le degré de force qui leur eft néceffaire, fi au moment qu'ils fortent
du bain, ils fe livroient à la molleffe & à l'oifiveté. En Ruffie, les
hommes du peuple qui fe conduifent, à
bien des égards, avec plus de prudence
que les gens du monde, mangent de
la neige ou de la glace étant dans le
bain, tandis que leurs corps ruiffèlent
de fueur, & la fueur n'en devient
que plus copieufe. » Quand le *mou-*
» *gik* (*a*), dit M. Clerc, a fué à
» fa volonté, il fort du bain tout nud,
» le corps fumant, & rouge comme
» une écreviffe cuite, & va fe jeter
» dans la rivière qui eft toujours à
» la proximité du bain. Si les glaces

(*a*) C'eft le nom générique qui défigne en Ruffie
le fujet, l'efclave.

» de l'hiver s'y oppofent, il fe con-
» tente de s'arrofer de la tête aux
» pieds, à plufieurs reprifes, avec de
» l'eau qu'il puife dans des trous faits
» exprès ; après cette cérémonie, il
» endoffe un habit de peau de mou-
» ton, & va boire un gobelet ou deux
» d'efprit de grain très-fort : s'il n'eft
» pas en état de s'en procurer, il boit
» d'une forte bière.... Ce bain rend
» le *mougik* gai, alerte, & tout prêt
» à s'acquitter des plus rudes travaux...
» C'eft ainfi qu'on trempe l'acier [a].
» Les hommes du peuple, dit encore
» M. l'Abbé Chappe, fortent tout en
» fueur des bains, & vont fe rouler
» dans la neige par les froids les plus
» vigoureux, éprouvant, prefque dans
» le même inftant, une chaleur de
» 40 à 60 degrés, & un froid de plus
» de 20 degrés fans qu'il leur arrive
» aucun accident (b).

IL réfulte de cette manière d'agir,
que les hommes & les femmes du peuple, fe préfervent & fe guériffent fou-

---

[a] *Hiftoire Naturelle de l'Homme, confidéré dans l'état de maladie*, tom. II.

[b] *Voyage en Sibérie*; loco citato.

vent d'un grand nombre de maladies, par l'ufage des bains de vapeurs fuivis de l'immerfion dans l'eau froide ; tandis que le beau monde (on a vu plus haut comment il fe conduit en fortant du bain) fe procure des fluxions , des maux de gorge , des rhumes opiniâtres , des catarres qui dégénèrent fouvent en afthme , ou qui fe terminent en phthifie , le relâchement , la molleffe des chairs , un gros embonpoint qui caufe fi facilement la ftérilité. Rien de plus commun , que de voir les Dames Ruffes avec la tête , le vifage ou le cou , enveloppés d'un mouchoir , & de leur entendre dire que leurs indifpofitions viennent d'un refroidiffement.

» IL eft bon que vous fachiez , dit
» M. le Comte Algarotti , que la cou-
» tume du pays , (en Ruffie) eft de
» jeter les enfans d'un four , où on les
» tient un certain temps , dans l'eau
» froide & dans la glace. C'eft ainfi
» qu'on les endurcit au chaud & à la
» gelée , & qu'on les rend plus invul-
» nérables aux coups des faifons ,
» qu'Achille à ceux des lances & des
» flèches..... Cependant chaque fan-
» taffin , outre fes armes , porte tou-

» jours un manteau ; au befoin il le dé-
» plie & s'enveloppe dedans ; il dort
» fur la neige comme dans le meilleur
» lit...... La nourriture du foldat eft
» très-frugale.... Quand il eft campé,
» on lui donne de la farine ; il creufe
» des fours en terre & y cuit fon pain.
» Quand on veut le régaler, on lui
» donne une efpèce de bifcuit très-dur,
» qu'il concaffe, & fait bouillir avec
» du fel & des herbes qu'il trouve par-
» tout. La plus grande partie du temps,
» il fait abftinence, &c. &c. (a)

LES Ruffes devroient donc être regardés, eu égard à ce que l'on vient
d'expofer, comme un peuple où ré-
fide la force la plus énergique ; mais,
ainfi que chez tant d'autres Nations, il
fe trouve dans leurs mœurs, des vices
qui s'élèvent continuellement contre
la population. Dans la fuite de cet
Ouvrage nous aurons occafion de parler de quelques-uns des abus, des préjugés, que M. l'Abbé Chappe a obfervé durant fon voyage en Sibérie,
& qui s'oppofent, avec force, à la

____

(a) *Lettres fur la Ruffie, contenant l'état du Commerce, de la Marine, des revenus, des forces de cet
Empire.*

perfection de l'espèce humaine, chez un peuple que le climat & une partie de l'éducation physique concourent à rendre robuste & infatigable.

TOUT ce qui tend à rendre le corps robuste dans un âge encore tendre, fait dans l'âge mûr des athlètes vigoureux; & des hommes ainsi constitués, doivent être aussi excellens dans l'art de peupler le monde, que dans l'affreux métier de le détruire. Il n'y a pas d'apparence que dans notre climat, il soit jamais nécessaire d'endurcir les hommes, à peu près comme on trempe l'acier, par les moyens qu'emploient les Russes; mais en moderant les expédiens, en les assortissant à notre constitution actuelle, ne pourroit-on parvenir à la remonter peu à peu (a)?

(a) C'est par l'éducation physique qu'il faut commencer, & les livres excellens donnés sur cet objet, annoncent qu'il est devenu capital depuis quelques années. On peut citer parmi ces ouvrages utiles, *l'Education des enfans*, de Locke, dans lequel on a puisé des préceptes excellens pour des traités d'éducation qui ont paru depuis. Le Chapitre de *l'Institution des Enfans*, dans les *Essais de Montaigne*: c'est encore une source où l'on a puisé des connoissances utiles. Tout le monde connoît l'Ouvrage du Citoyen de Genève, qui a aussi l'éducation pour objet. La *Dissertation de M. Ballexserd*, Les Con-

Du moins, il faudra des accidens extraordinaires, pour jeter la stérilité sur des individus, qui dès leur naissance auront été élevés de manière à pouvoir compter sur leurs forces. C'est en les exerçant & en les accoutumant à tout, qu'on parviendra à les rendre vigoureux.

Les Anglais formeroient une Nation, incomparablement plus forte que la nôtre, si l'éducation agreste qu'ils donnent à leurs enfans, n'étoit en quelque sorte perdue pour la plupart, lorsque, maîtres de leurs actions, ils se livrent à notre exemple à toute la dissipation vers laquelle la jeunesse se porte avec tant de facilité. L'ingénieux Auteur de la *Lettre sur les Patagons*, nous donne un exemple frappant de l'usage où sont les Anglais de fortifier le corps des hommes, tandis qu'il en est encore temps. Dans l'idée que notre écrivain se fait des Patagons, toute

---

mentaires de M. Van-Svieten, sur les aphorismes de Boerhaave, qui traitent avec tant de sagacité les maladies des enfans & la manière de les conduire dans les premiers temps de leur vie. L'*Essai sur la manière de perfectionner l'Espèce Humaine*, par M. Vandermonde. *Le Traité de l'éducation médecinale des enfans en bas âge*. par M. des Essarts, &c. &c.

leur éducation eſt une gymnaſtique continuelle. » Docteur, dit-il, à M.
» Matti, auroit-on réſolu en Angle-
» terre d'être Patagon en quelque cho-
» ſe ? Vous plongez vos enfans dans
» la Tamiſe...... Il y a bien pis : je
» me rappelle que dans mon voyage
» d'Italie, je rencontrai à Gênes votre
» chef d'eſcadre, M. Hariſſon ; il eut
» la politeſſe de m'inviter à voir ſon
» eſcadre..... Au milieu de nos propos
» dans la chambre du conſeil, entrè-
» rent deux enfans avec le tablier de
» fatigue, couverts de ſueur & de gou-
» dron, vrais mouſſes ; ils venoient
» ſaluer le Commandant, & ce fut
» avec un air de confiance & preſque
» de familiarité. Qui ſont ces élèves,
» lui dis-je ?...... *L'un eſt le neveu de*
» *l'Amiral* Hervey *& de Milord* Briſ-
» tol, *l'autre m'appartient....* Et quel
» ſera leur premier grade ! *Matelot, &*
» *ainſi de ſuite, juſqu'à ce qu'ils arrivent*
» *au commandement.* Ils nous quittè-
» rent pour grimper aux mats (*a*).

____

(a) *Lettre du Docteur* Matti, *Secrétaire de la Société Royale de Londres, ſur les géans Patagons.*
Cette brochure, qui eſt une critique de nos mœurs,
offre des vues utiles, & dont on pourroit tirer parti

INDÉPENDAMMENT des progrès que doivent faire des hommes ainsi élevés, on peut dire que s'ils conservent ce précieux germe de force & d'agilité, introduit en eux à l'âge où les facultés corporelles demandent à se développer, ils seront utiles à leur patrie à plusieurs égards. On auroit à la vérité lieu de craindre que des jeunes gens, dont on a fortifié les organes par beaucoup d'exercice, ne soient portés avant l'âge nécessaire vers les plaisirs de l'amour : mais l'exemple des habitans de la campagne doit nous rassurer. Avec toutes les qualités requises pour prouver leur vigueur, ils sont plus réservés, ils domtent avec plus d'empire, les passions violentes que nos jeunes gens inactifs, moins affectés de l'amour par les sens que par l'imagination. *Je veux qu'en la débauche même,* dit Montaigne, en parlant d'un jeune homme, *il surpasse en vigueur & en fermeté ses compagnons, & qu'il ne laisse à faire le mal, ni à faute de force, ni de science, mais à faute de volonté* [a]. S'il est néces-

jusqu'à un certain point, pour fortifier le corps des jeunes gens.

(a) Liv. I. Chap. XXV. *L'institution des enfans.*

faire d'arrêter l'explosion des feux de l'amour, c'est en démontrant les suites funestes qu'elle doit avoir dans un âge trop tendre, ainsi que je l'ai dit ailleurs. Les anciens athlètes s'abstenoient de la compagnie des femmes, afin d'être plus forts & plus vaillans dans les jeux olympiques & dans les gymnases. *Les anciens Gaulois, dit encore Montaigne, estimoient à extrême reproche d'avoir eu accointance de femme avant l'âge de vingt ans, & recommandoient singulièrement aux hommes qui se vouloient dresser pour la guerre, de conserver bien avant leur pucelage, d'autant que les courages s'amollissent & divertissent par l'accouplage des femmes.*

AUSSI ces hommes formèrent-ils une Nation courageuse à laquelle rien n'auroit résisté, s'ils n'avoient peu à peu dégénéré, en se livrant à la débauche excessive qu'enfante le luxe, & d'où naissent les maladies & les infirmités qui affoiblissent les empires, en affectant les individus qui les composent. Les anciens historiens nous peignent les Gaulois comme des hommes formidables, en ce qu'ils ne craignoient

rien, *eſtimans que fuir étoit choſe ſi hon-*
teuſe, que meſmes ils ne s'enfuyoient
pas des maiſons qui s'écrouloient (a).

Il a donc été poſſible de donner aux jeunes gens une vigueur peu commune & d'en ſuſpendre les effets, relativement aux plaiſirs, pendant quelque temps. Quels avantages n'en revient-il pas à la Nation, lorſque ces hommes étant *achevés*, ils dirigent leur force vers l'amour, avec toute l'énergie d'un tempérament robuſte (b)!

On obſerve encore une cauſe de ſtérilité qui tient moins à l'homme & à la femme qu'au local qui les environne. Dans le fameux traité de *l'Air & des Eaux*, (c) Hippocrate a déve-

---

(a) *Mémoire des Gaules*, &c. par Scipion Dupleix. Liv. I. chap. IX.

(b) Les Loix Gauloiſes avoient porté l'attention juſqu'à condamner à l'amende, un jeune homme, duquel la ceinture auroit excédé une certaine meſure, pour être devenu trop gras, *ce qui eſt*, dit l'hiſtorien que j'ai cité dans la note précédente, *une marque ordinaire d'oiſiveté & de faitardiſe.*

(c) *Dict. de Méd.* art. Aer. On retrouve encore ce morceau précieux dans l'*Hiſtoire Naturelle de l'homme malade*, tom. II. IV.e part. & c'eſt une obligation que doivent avoir à l'Auteur, les perſonnes qui ne peuvent ſe procurer un Ouvrage auſſi conſidérable qu'eſt le *Dictionnaire de Médecine.*

loppé d'une manière admirable, les influences de ces élémens, sur tout ce qui se passe dans l'économie animale; & d'après les observations de ce grand homme, on peut rendre raison de la stérilité ou de la fertilité d'un pays par rapport à sa situation.

LES préceptes donnés par le père de la Médecine, à ceux qui se destinent à cette science devroient être su de tous les hommes qui chérissent la santé. Ce seroit m'écarter du plan de mon Ouvrage, que d'extraire de l'article important dont je parle, tout ce qui pourroit avoir un rapport, plus ou moins éloigné, à mon objet; il est néanmoins quelques observations essentielles, que je vais offrir rapidement à mes lecteurs. Hippocrate considère les Nations entières dans ses observations, mais on doit les rapprocher plus particuliérement des individus; & alors elles deviennent utiles pour la plupart, en les appliquant à l'objet que je traite.

APRÈS les connoissances préliminaires sur le climat, Hippocrate veut que le Médecin qui se destine à y exercer son art, s'occupe de la manière de vivre des habitans ; il observera, dit-il, s'ils sont grands buveurs & grands mangeurs, ou s'ils boivent peu, quoique d'ailleurs ils mangent beaucoup ; s'ils sont paresseux & ennemis du travail, ou bien s'ils aiment l'occupation & l'exercice ; c'est de là qu'il doit tirer ses inductions sur tout ce qui se présente.

D'APRÈS ce que j'ai dit plus haut, il est aisé de sentir que dans un mariage, la stérilité qui aura pour cause l'inaction des deux individus, ou des excès dans les alimens, qui dérangent continuellement les fonctions, sera guérie par les moyens que j'ai indiqué, après qu'on en aura reconnu la cause ; ce qui sera facile, pour peu que l'on s'examine en suivant les observations d'Hippocrate.

TOUTE Ville exposée aux vents chauds, c'est-à-dire, aux vents qui s'élèvent entre le levant & le couchant d'hiver, & qui est à couvert des vents du nord, est abondante en eaux ; mais ces eaux sont impures & pesantes.

CETTE observation d'Hippocrate se confirme très-souvent. Des personnes obligées de s'éloigner pour quelque temps du lieu qu'elles habitoient , & où elles faisoient usage des eaux dont parle notre immortel observateur , sont devenues fécondes dès qu'elles en ont cessé l'usage.

LES Villes qui ont une mauvaise exposition , & qui ont volontiers des eaux marécageuses ou des eaux de lacs , sont exposées à des variétés continuelles. Si l'été y est sec , les maladies y sont courtes ; si l'hiver est froid , les hommes y ont la tête fort humide & pleine de pituites...... *Ces hommes ont peu de force & de vigueur ; ils ne digèrent qu'avec peine ......* Le moindre excès les incommode.... Les femmes y sont mal-saines & sujettes aux fluxions. *Il y en a beaucoup que la maladie, & non pas la Nature, rend stériles, ou fait avorter.* Les enfans y ont des asthmes & tombent dans de fréquentes convulsions........ Quand les hommes ont passé cinquante ans , ils deviennent paralytiques, si le soleil leur donne tout d'un coup sur la tête , ou qu'ils y aient souffert un trop grand froid.

EN indiquant ainsi le mal , Hippocrate indique en même temps comment on peut le prévenir. En effet, les variations continuelles de l'athmosphère influeront peu fur le corps, fi on y a habitué ceux-ci ; les hommes n'auront rien à craindre des excès, s'ils n'en font aucun ; en évitant les maladies on évitera la ftérilité , puifque celle-ci en eft la fuite, &c.

QUANT aux Villes qui, a couvert des vents chauds, reçoivent les vents froids entre le couchant & le levant d'été, les eaux y font froids, & les hommes communément grands & fecs..., Ils mangent plus qu'ils ne boivent, ont la tête faine & forte, & la plupart font fujets à des ruptures de vaiffeaux. Ils ont en été, jufqu'à l'âge de trente ans, de grands & fréquens faignemens de nez , & vivent néanmoins plus long-temps que les autres. La dureté des eaux, leur crudité, leur froideur, *rendent beaucoup de femmes ftériles*, fuppriment leurs règles, ou du moins les dérangent confidérablement. On attribue encore à ces eaux les difficultés de l'accouchement , & celles que les femmes éprouvent lorfqu'elles veulent nourrir leurs enfans ; la crudité

dité & la dureté des eaux détruisent le lait. L'enfance dans ces Villes dure plus long-temps qu'ailleurs, & la puberté y est plus tardive.

LES Villes qui sont tournées au levant, sont sans comparaison plus saines que celles qui sont au nord & que celles qui sont tournées aux vents chauds; quand il n'y auroit qu'une stade de différence. Les eaux qui y reçoivent les rayons du soleil levant, ne sauroient être que très-claires, très-légères & d'une saveur agréable. Les premiers rayons du soleil les purifient, & l'air retient long-temps les impressions du matin : les hommes y ont le teint fort bon & fleuri, la voix claire & nette, les passions assez modérées, *ce qui est un grand point pour la fécondité, aussi les femmes y sont elles fécondes*, & elles accouchent facilement.

MAIS les Villes qui regardent le couchant, de manière qu'elles soient à couvert des vents du levant, & ne reçoivent que les vents chauds ou les vents du nord; ces Villes, dit Hippocrate, sont nécessairement mal-saines : les eaux n'y sont pas claires, le soleil n'agit sur elles que lorsqu'il est déjà fort haut. Tous les matins, pendant l'été, il souffle des vents froids, & il tombe de la rosée; le reste de la journée le *soleil brûle & dessèche les hommes*, c'est pourquoi *ils n'ont ni force, ni couleur*, & font sujets à une infinité de maladies. Ils ont de plus la voix rude & enrouée, à cause de la grossièreté & de l'impureté de l'air, qui ne peut être purgé par les vents secs du nord, qui n'y font pas de longue durée, & parce que ceux qui y soufflent font très-humides & très-pluvieux. Les vents du couchant ressemblent parfaitement à ceux de l'automne; & la situation de ces Villes, leur donne une température à peu près pareille à celle de cette saison, à cause du changement qui y arrive dans un même jour; le matin & le soir y font d'une température entièrement opposée.

RIEN ne démontre mieux les effets falutaires qui doivent résulter de la situation favorable d'un pays, que la longevité des habitans du *Petit-Clery* en Clermontois. Quoique ce Village ne consiste qu'en 25 feux, il s'y trouvoit à la fin de l'année 1768, douze personnes en très-bonne santé, qui avoient entr'elles 993 ans 2 mois (*a*). Il est étonnant qu'il se trouve dans un aussi petit Village, un aussi grand nombre de personnes d'un âge avancé; il faut attribuer ce bonheur à sa position. Il est près de la Meuse sur une petite montagne, à l'aspect du nord, & au pied de laquelle est une petite prairie, environnée de belles plaines, & éloignée des bois.

Ce qu'Hippocrate a dit des eaux jusqu'à présent, s'est trouvé lié avec ses observations sur la situation & la température des Villes. Il revient ensuite au premier objet, qu'il n'a fait qu'indiquer. Il examine quels biens & quels maux doivent résulter de l'usage des eaux, relativement à leurs propriétés.

Les eaux des marais, celles des lacs, & en général toutes les eaux croupissantes, doivent être nécessairement

______

(*a*) *Journ. Encyclop.* Décembre 1768. Ces douze personnes sont trois hommes & neuf femmes ou filles.

chaudes en été, épaisses & de mauvaise odeur, parce qu'elles ne coulent point, qu'elles reçoivent toujours
l'égoût des canaux, & qu'elles sont
brûlées par le soleil. En hiver, elles
seront froides, glacées & troubles,
lourdes & grossières. Ceux qui boivent
habituellement de ces eaux, sont la
proie d'une infinité de maladies. Elles
causent des obstructions aux principaux
viscères, elles décharnent le visage &
amaigrissent tout le corps. *Les femmes
qui en font usage conçoivent avec peine,
accouchent difficilement :* elles mettent
au monde des enfans fort gros, bour-
soufflés, mais qui dans la suite tombent
en consomption, & sont toujours mal-
sains & sujets à plusieurs accidens. *Souvent il arrive aussi que les femmes croient
être grosses, & quand le terme est venu,
cette grossesse s'évanouit.*

Les plus mauvaises eaux, après les
précédentes, sont celles qui coulent des
rochers, car elles sont dures ; & celles
qui viennent des lieux où il y a des
eaux chaudes, & où il naît du fer,
du cuivre, de l'argent, de l'or, du
soufre, du vitriol, du bitume ou du
salpêtre ; ces eaux passent avec peine,

& empêchent le ventre de faire ses fonctions.

LES meilleures sont celles qui vien‑nent des lieux hauts & des collines, qui n'ont qu'une terre sablonense, car elles sont douces & limpides ; elles sont chaudes en hiver, & froides en été ; ce qui marque qu'elles ont leurs sour‑ces très‑profondes. Mais il faut sur‑tout faire grand cas de celles qui coulent vers le levant, & particulièrement vers le levant d'été. Toutes celles qui sont salées, âcres & crues, sont en général très‑mauvaises à boire.

ON met au dernier rang des eaux, celles qui coulent vers le midi, & en‑tre le levant & le couchant d'hiver ; mais elles sont moins dangereuses dans les pays froids que dans les pays chauds.

LES personnes qui ont le ventre dur, constipé & disposé à s'enflammer, doi‑vent user des eaux les plus douces, les plus légères ; & ceux qui l'ont mou, humide, pituiteux, doivent chercher les plus dures, les plus crues & un peu salées, car elles consumeront cette pi‑tuite & cette humidité.

TOUTES les eaux qui cuisent faci‑

lement les légumes , qui fondent &
pénètrent les viandes, lâchent par conséquent le ventre & lui communiquent
leurs vertus ; celles qui font crues &
dures , & qui cuifent difficilement ces
mêmes viandes , ne peuvent que deffé-
cher & refferrer.

LES eaux de pluie font très - légères , très-douces , très-délicates , très-
claires (*a*).

LES eaux de glace & de neige font
toutes très-mauvaifes , car toute eau
qui a été gelée ne recouvre jamais fa
première qualité.

La pierre , la colique néphrétique ,
la ftrangurie , l'ardeur d'urine , la fcia-
tique & les tumeurs , viennent particulièrement aux hommes qui boivent
de toutes fortes d'eaux , dont la fource
eft fort éloignée , ou dans lefquelles
d'autres eaux de rivières , de lacs &
de marais fe déchargent. Il eft impoffible qu'une eau reffemble à une autre ;
l'une eft douce , l'autre falée & alumi-

[*a*] Ces bonnes qualités dépendent de la pureté
de l'air , mais il n'eft pas toujours dans cet état , &
l'eau contient alors des matières groffières , qui exigent la diftillation , pour la rendre légère & plus
pure.

neufe; celle-ci eft froide, celle-là eft
chaude, &c. Rien n'eft plus important que cet examen, continue Hippocrate, & la plus grande partie de nos
maladies, viennent des caufes que nous
avons fous les yeux, que nous fecon-
dons au lieu de les détruire.

On ne peut fe refufer à croire que
l'air & l'eau n'aient une action fenfible
fur la multiplication de l'efpèce, & que
les différences qu'ils font naître ne
foient très-remarquables. C'eft ce qui
faifoit dire à Hippocrate, en confidé-
rant les variétés des faifons & celles des
terreins; il en eft de même des hommes, fi l'on y prend garde de près:
dans les uns, la nature eft la même
que celles des montagnes, des forêts,
& des lieux arides; dans les autres,
elle eft femblable à celles des terres
légéres & humides; dans ceux-ci, elle
eft la même que celle des pays qui ont
des prairies & des marais; & dans
ceux-là, on reconnoît la nature des plaines & des lieux découverts & fecs: les
variétés des faifons, qui changent la
nature des chofes, font grandes, & en
grand nombre; les diverfités qu'elles
caufent ne le font pas moins.

NOTRE obfervateur pour prouver à quel point la température du climat influe fur la vigueur, & par conféquent fur la fertilité des hommes, expofe les réflexions que lui ont fufcitées fes obfervations. L'Afie, dit-il, diffère de l'Europe, par la nature des plantes & des hommes ; car tout vient plus beau & plus grand en Afie qu'en Europe. La température des faifons & leur égalité en font caufe ; or, ce qui contribue le plus à la bonté & à l'accroiffement des chofes qui naiffent dans un pays, c'eft la température de l'air. Ce n'eft pas que le climat de l'Afie foit égal en tout, continue notre Auteur, je ne parle que de cette partie qui eft la plus tempérée.... *On y élève les enfans avec plus de facilité, les hommes y font mieux conftitués, plus beaux, plus grands & mieux faits ;* quant a la taille & à la beauté de la voix, il n'y a prefque pas entr'eux de différence ; de forte qu'on peut affurer que ce climat approche plus que tout autre de la conftitution la plus naturelle & la plus tempérée ; mais il eft impoffible que la force, le courage, la vigueur & la patience dans les travaux, accompagnent de telles conftitutions ;

titutions ; le goût & l'inftinct n'y font
pas conftans ; un fexe ne fe borne point
uniquement à l'autre , entraîné par la
volupté... Il en eft de même en Egypte
& en Lybie.

EN parlant des peuples qui habitent
les bords du Phafe , Hippocrate obferve que leur pays eft marécageux ,
chaud , humide & couvert. En tout
temps , dit-il , il y tombe des pluies
très-fortes , & fes habitans vivent dans
les marais , & bâtiffent au milieu des
eaux. Ils vont rarement dans les Villes,
mais ils courent çà & là dans de petites barques qu'ils font d'un feul tronc
d'arbre. Ils ne boivent que des eaux
chaudes , ftagnantes, qui font corrompues par le foleil , & groffies par les
pluies. Le Phafe même n'eft qu'une
eau dormante ; de tous les fleuves,
c'eft le plus tranquille & le plus lent.
Les fruits que mangent les Phafiens ,
font avortés , imparfaits, fans faveur;
l'exceffive humidité ne leur permet pas
de mûrir comme il faut ; c'eft cette
humidité qui rend l'air de ce climat
fort épais & groffier ; tout cela joint
enfemble, fait que les habitans du Phafe diffèrent des autres hommes par la

figure : *ils font exceffivement grands & horriblement gros. Ils font pâles & défaits comme les malades qui ont la jauniffe ; ils font lâches dans les travaux.*

A la conftitution de ces Afiatiques, Hippocrate oppofe les Sauromates, Européens qui habitent près du Palus Méotide. Les femmes montent à cheval, lancent le javelot, & combattent pendant qu'elles font vierges. Il faut qu'elles aient tué trois de leurs ennemis pour obtenir la permiffion de fe marier ; elles n'habitent avec leurs maris qu'après avoir fait le facrifice ordonné par la Loi. Celle qui fe marie, eft difpenfé de monter à cheval & d'aller à la guerre, à moins que le pays ne foit forcé de prendre les armes pour quelque grande néceffité. Elles n'ont que la mamelle gauche ; car pendant qu'elles font jeunes, les mères ont grand foin de leur brûler la mamelle droite avec un inftrument d'airain fait exprès ; de forte que cette mamelle ne pouvant croître, toute la force & la nourriture fe portent à l'épaule & au bras droit, &c.

On devroit obferver beaucoup de différence entre la conftitution de ces

Peuples & celle des Phasiens ; la coutume où étoient les premiers, de dispenser les femmes de monter à cheval lorsqu'elles étoient mariées, contribuoit à la multiplication de l'espèce ; car une cause assez ordinaire de stérilité, est le trop fréquent exercice à cheval ; les Scythes en font la preuve.

Ces Peuples, qu'on appelle *Nomades*, dit Hippocrate, parce qu'ils n'ont point de maisons, & qu'ils habitent dans des charriots [a], demeurent dans un même lieu tant qu'ils y trouvent du fourrage ; quand ils ont tout consommé, ils décampent & vont ailleurs. Les femmes vivent dans ces charriots, & les hommes les suivent à cheval, à la tete de leurs troupeaux & de leurs haras. *Il n'y a point de nation moins féconde, & où les animaux soient moins nombreux & plus petits.* Les hommes se ressemblent tous, ils sont gras & charnus ; leurs jointures sont lâches & abreuvées d'humeurs, comme tout leur corps. Cette masse de chair & cette

____

(*a*) Ces charriots ont quatre ou six roues ; ils sont couverts de tapis & faits comme des maisons à plusieurs étages. Ces maisons ambulantes sont traînées par deux à trois paires de bœufs.

graisse, sont ce qui les rend tellement ressemblans, qu'un homme n'y
diffère presque pas d'un autre homme,
ni une femme d'une autre femme. Ce-
là vient aussi en partie, dit encore notre immortel observateur, de ce que
les saisons étant toujours égales, il n'arrive aucun changement physique, ni
aucune altération dans la sémence, si ce
n'est par quelque maladie, ou par quelqu'accident fort violent & fort rare (*a*).

CE que j'ai dit ailleurs de l'humidité & de l'embonpoint excessifs qui cau-
soient la stérilité, est confirmé par Hippocrate au sujet des peuples dont il
fait la description. La plupart des Scythes, & généralement tous les *Nomades*, se brûlent les épaules, les bras,

***

(*a*) La situation du pays dont parle Hippocrate,
est telle, que les habitans y ressentent toujours les
vents de bise, que les neiges, les glaces & les
eaux rendent extrêmement froids. L'hiver y est per-
pétuel ; l'été n'y dure que peu de jours, lorsque
le soleil à la fin du solstice d'été s'approche de ce
pays, & alors la chaleur est très-foible. Les Scythes ont toujours la même nourriture, & les mêmes
habits, hiver & été ; l'air qu'ils respirent est toujours
le même, épais & humide, & ils n'ont pour boisson que des eaux de neige & des eaux glacées. C'est
de cette uniformité générale, qu'Hippocrate tire la
ressemblance constante des individus au physique &
au moral.

les jointures des mains, la poitrine, les
cuisses & les lombes, à cause de l'excessive humidité qui les relâche & les
énerve ; *ils n'ont ni la force de tendre
un arc, ni celle de lancer un javelot ;*
mais quand ils se sont brûlés, les jointures sont plus fortes, leur corps devient plus robuste & plus ferme. *Ils n'en
sont néanmoins pas plus propres à la fécondité ; les Scythes sont les plus steri-
les de tous les peuples. La plupart mé-
me sont impuissans,* s'acquittent des
devoirs propres aux femmes, & parlent comme elles. On les appelle les
efféminés. Quand ils approchent de leurs
femmes, & qu'ils ne se trouvent plus
hommes, ils ne doutent point qu'ils
n'aient offensés les Dieux, qui pour se
venger, leur font sentir ces effets de
leur colère. Ils prennent des robes de
femmes, & avouant publiquement leur
impuissance, ils vivent en femmes & en
font toutes les fonctions.

On retrouve encore ici cette vérité
de tous les temps & de tous les lieux,
que le peuple est la partie la plus saine
d'un état pour la multiplication de l'espèce. Cette impuissance, dont nous
parlons, n'attaque jamais les pauvres ;

n'y a, dit Hippocrate, *que les no-
bles & les riches qui en font atteints,
parce qu'ils vont toujours à cheval ou
en charriot, au lieu que les pauvres vont
à pied.* Il obferve encore que *les Scythes ont le teint & les cheveux roux,
& que la fécondité n'eft pas propre aux
temperamens de cette nature.* A l'égard
des femmes, *leur humidité & leur graiffe
s'oppofent à la conception, en bouchant
l'orifice de la matrice*; leurs efclaves font
très-utiles à la Nation ; chargées de
tout le travail & faifant un exercice
continuel, *elles font fort maigres, &
par là conçoivent avec une facilité dont
la Nation fe trouve heureufe.* Ces efclaves empêchent feules le dépériffement
trop rapide de l'efpèce dans ces climats.

L'AUTEUR des *Recherches fur les
Américains,* qui paroît ne pas avoir eu
connoiffance de ce qu'Hippocrate à
dit des Scythes, relativement à la couleur de leurs cheveux, ne la regarde
pas moins comme une nuance de dégénération, comme une efpèce de maladie, même dans nos climats. On
peut en juger par les inductions que
cet Auteur tire des taches que l'on remarque à la peau des perfonnes dont

nous parlons. » Les hommes blancs,
» dit M. de P***, ne font point roux
» fans être pâles, & fans répandre
» une odeur défagréable ; on leur re-
» marque, entre l'épiderme & la peau ,
» des fouillures..... des taches lenticu-
» laires, occafionées par des matiè-
» res craffes & impures qui fe dépo-
» fent & s'accumulent à l'orifice des
» vaiffeaux exhalans, d'où le teint con-
» tracte une bigarrure qui fe manifefte
» davantage en été , lorfque la tranf-
» piration eft fenfible » (a). En effet ,
les Praticiens peuvent obferver que
dans les maladies aiguës qui attaquent
les *roux* , le développement des fym-
ptômes fe fait très-fouvent avec des
différences qui ne fe remarquent pas ,
lorfque les mêmes maladies furvien-
nent à d'autres perfonnes. C'eft fur-
tout dans les maladies inflammatoires
que l'on a eu occafion d'obferver ceci.
En admettant une forte de dégénération
dans la conftitution des perfonnes dont
nous parlons , il feroit affez facile de
dire pourquoi , quoiqu'ordinairement

____

(a) *Recherches Philofophiques fur les Américains ,*
IV.e part. fect. I.re

peu fécondes , elles n'en paroiſſent pas moins portées vers le phyſique de l'a‑mour…. On verra au Chapitre des In‑fluences du Mariage ſur la ſanté, qu'il eſt certaines maladies qui , par les cir‑conſtances , paroiſſent porter ceux qui en ſont atteints vers le phyſique de l'a‑mour : en admettant donc ici une ſorte de dérangement , une âcreté , ſi l'on veut, dans quelques fluides , on expli‑queroit comment des perſonnes , qui ne ſont rien moins que robuſtes & vigou‑reuſes , ſont tourmentées par des irri‑tations vénériennes.

PAR la force de ſon génie, Hippo‑crate s'étoit élevé au‑deſſus des idées ſuperſtitieuſes de ſon temps , & il en donne la preuve , en voulant diſſuader ſes contemporains de la croyance dans laquelle ils étoient , que l'impuiſſance & la ſtérilité étoient une maladie en‑voyée de Dieu , pour punir les hom‑mes de leurs fautes. Si cela étoit , s'é‑crie ce Médecin Philoſophe, elle ar‑riveroit aux pauvres comme aux riches, & encore plutôt aux premiers, car les pauvres honorent bien moins les Dieux. En effet, continue‑t‑il , ce ſont les riches qui leur font des sacrifices, qui leur élèvent des temples, qui leur érigent des statues, & qui leur font mille dons ; ce que les pauvres ne font pas en état de faire. Le plus souvent même ces derniers, au lieu d'honorer les Dieux, murmurent & blasphêment contr'eux, à cause du partage si inégal qu'ils font des richesses. La punition de tous ces crimes devroit donc plutôt tomber sur les pauvres, que sur les riches, qui n'y ont point de part... Mais cette maladie ne vient des Dieux que comme les autres, & elles ont toutes leurs causes dans la Nature ?

C'est également aux causes exposées ci-dessus, qu'Hippocrate attribue les variétés qui s'observent en Europe dans l'espèce humaine. Les autres Européens, dit-il, diffèrent entr'eux par la taille & le visage, à cause des variations fréquentes des saisons ; en effet, ils ont de longs hivers & des étés insupportables ; de grandes pluies, de grandes sécheresses & de grands vents, qui produisent des changemens considérables ; & ces changemens apportent les différences que l'on remarque dans les générations ; *car la semence n'est*

pas toujours la même dans le même homme, étant tout autre l'hiver que l'été, &
pendant les sécheresses que pendant les
pluies. Voilà pourquoi les Asiatiques
se ressemblent bien plus que les Européens.... Par là l'on trouve aussi la raison de la différence des mœurs. Tous
ceux qui habitent un pays montagneux,
rude, fort élevé, fort sec, éprouvent
des changemens considérables, & par
conséquent, *ils sont plus grands, plus
agissans & plus courageux*; & ces fortes de tempéramens ne peuvent man-
quer d'être cruels & féroces. Mais ceux
qui vivent dans un pays enfoncé,
étouffé & plein de prairies, plus sujets
aux vents chauds qu'aux vents froids,
& qui n'ont que des eaux chaudes, sont
gros & charnus; ils ont les cheveux
noirs, ils sont eux-mêmes plus noirs
que blancs; ils ont moins de phlegme
que de bile, & n'ont ni tant de force,
ni tant de courage que les premiers,
à moins que l'habitude ne leur donne les qualités que la Nature leur re-
fuse : mais s'ils ont dans leur pays des
rivières, où ils puissent faire couler les
eaux de pluie & les eaux croupissantes,
ils sont fort sains, & leur teint est fort

bon. Si au contraire , ils n'ont point
de rivières, & qu'ils soient obligés de
boire des eaux croupies & puantes , il
est de toute nécessité qu'ils aient le
ventre & les viscères mal disposés.

CEUX qui habitent un pays élevé ,
découvert , exposé aux vents , & où il
y a abondance d'eaux, sont grands &
presque tous semblables , mais ils ont
moins de courage & plus de douceur.

CEUX qui demeurent dans des pays
nus , maigres & secs , & qui ne sont
point sujets à de grands changemens,
ont le corps dur & robuste , & sont plus
blancs que noirs ; ils sont arrogans ,
colères , opiniâtres & entêtés.

PAR-TOUT où l'on trouve des changemens de saisons très-fréquens , là on
trouve des hommes d'une figure très-
différente , & qui ne se ressemblent en
rien , ni pour la complexion , ni pour
les mœurs.

DANS tous les lieux où la terre est
grasse , molle , aquatique ; où les eaux
sont si peu profondes qu'elles sont chaudes en été & froides en hiver ; où les
saisons sont fort tempérées , les hommes y sont *très-charnus , pesans , sans
force & sans vigueur* , & pour l'ordi-

naire fort brutes ; ils n'aiment qu'à dormir : c'est la lâcheté & la paresse même , & ils n'ont ni esprit ni adresse pour les arts.

MAIS par-tout où le pays est nu , ouvert & rude , où l'on sent les rigueurs de l'hiver & les ardeurs de l'été , vous y trouverez des hommes maigres & tous velus ; qui sont *vigoureux & robustes* , vigilans & laborieux , arrogans & opiniâtres , plus féroces que doux , propres aux arts & nés pour la guerre ; en un mot, tout ce qui vient dans quelque terre que ce puisse être , se sent des qualités de la terre qui le produit.

Ces immortelles observations d'Hippocrate , confirmées pour la plupart depuis plus de deux mille ans , & qui annoncent les vastes connoissances de l'Auteur, ne paroissent être contredites aujourd'hui, que par ceux qui ne font aucune attention aux catastrophes qui ont pu changer la nature des choses. Sans parler des changemens arrivés sur notre globe par des causes qu'il renfermoit dans son sein , l'ouvrage des hommes, depuis tant de siècles , a dû occasioner des variations dans quel-

:ques contrées. On a vu, lorsque j'ai parlé des tempéramens, que celui qui dominoit chez les habitans des environs de la Grèce, a passé en France ; que celui des Suédois est le même ; & qu'avant cinquante ans il deviendra la constitution dominante en Russie. Ces changemens, ouvrage d'une longue suite de siècles, ne sont-ils pas aussi celui des hommes ? ..... Ils ne tiennent pas, dit plaisamment le P. Castel, registre de toutes les singularités qu'ils introduisent dans la Nature. Ne pourroit-on pas dire, que les marais desséchés, les vastes forêts abattues, le mélange du peuple des campagnes avec celui des villes, le changement dans les mœurs, dans les alimens ; &c. ont concouru à introduire dans chaque Nation des variétés relatives à sa constitution, & qui peu à peu ont éloigné ou rapproché les hommes de leur constitution primitive ou dominante. Les anciens Romains, par exemple, du peuple le plus foible de l'Italie, devinrent le plus robuste, à force d'exercice & de travail. Il tendoit vers sa première foiblesse, sur la fin de la République ; mais malgré cette dégénération,

Pline nous dit que dans le dénombrement qui fut fait des habitans de Rome, sous l'empire de Vespasien, il se trouva un grand nombre de citoyens d'une vieillesse extraordinaire, & deux entr'autres, qui avoient 150 ans. Ce phénomème ne parut jamais dans Rome moderne (*a*).

MALGRÉ ces changemens survenus dans la constitution dominante des peuples, changemens dans lesquels la Nature n'est pour rien, si je puis m'exprimer ainsi, & qui sont l'ouvrage des hommes ; il faut convenir que de la justesse des observations d'Hippocrate, on doit tirer, à l'aspect d'un seul pays, des conjectures sur la stérilité ou la fécondité de ses habitans. Ces mêmes observations indiquent encore les moyens de remédier à la stérilité pour peu qu'on y fasse attention ; car la cause du mal une fois mise en évidence, y a-t-il quelqu'un qui ne s'attache à l'anéantir ? Ce qu'Hippocrate a écrit pour les Nations, chaque individu en peut profiter : de ce qu'a dit ce grand

____

(*a*) Voyez *Les Abus de la Saignée*, &c. Paris 1759. § 56.

homme de l'impuissance & de la stérilité des Nomades & des Phasiens, un
homme peut répandre la fertilité sur
son mariage, si trop d'embonpoint,
une constitution phlegmatique, le défaut d'exercice, s'opposent à la conception.

LES mauvaises qualités attribuées à
certaines eaux causant la stérilité ; on
a vu celles dont on devoit faire usage
pour entretenir l'équilibre, si nécessaire
dans l'économie animale pour l'exercice des fonctions.

ON a vu également quels sont les
terreins peu favorables à la *végétation*
des hommes ; (qu'on me permette
encore cette expression,) & de-là on
peut connoître quels lieux doivent occuper, de préférence, l'homme & la
femme qui désirent laisser à la postérité des rejetons sains & vigoureux.

Les Romains portoient scrupuleusement leur attention à ce que *l'air* &
les *eaux* fussent salubres dans les lieux
qu'ils habitoient. Les campagnes les
plus agréablement situées, étoient choi-
sies afin d'y respirer un air pur, qui
entretint leur santé. Ils savoient qu'il
est sur-tout de la plus grande importan-

ce que les eaux dont on fait ufage foient
très faines. Les aqueducs qu'aujourd'hui
encore nous admirons en plufieurs endroits de l'Europe, atteftent qu'ils ne
négligeoient rien pour fe procurer une
boiffon falubre, à tel prix que ce fut. On
eft effrayé de la feule idée que donne de
leurs travaux les dépenfes qu'ils furent
obligés de faire pour fe procurer par-tout
des eaux préférables à celles qu'ils trou-
voient fur les lieux. Sans parler de ce que
l'on remarque en Italie fur cet objet, les
reftes de l'aqueduc qu'ils avoient conf-
truits à deux lieues au-deffous de Pont-
à-Mouffon, pour conduire à Metz les
eaux des montagnes voifines ; les ouvrages prodigieux exécutés fous l'Empereur Claude, pour amener à Lyon les
eaux de la Loire du Mont d'or, du Mont
Pila, font autant de monumens précieux qui atteftent l'exactitude avec laquelle ils s'attachoient à procurer aux
peuples les eaux les plus falubres.

Le Tibre, la Mofelle, le Rhône,
pouvoient fournir de l'eau en abondance
à Rome, à Metz & à Lyon, mais cette
eau étoit chargéé d'une quantité immenfe de matières corrompues, malfaifan-
tes, qui y étoient verfées continuellement

ment par les teinturiers, les boucheries, la plupart des manufactures; enfin ces eaux devoient être le réceptable de ces matières infectes & putrides qui empoisonnent les fleuves & les rivières qui traversent les grandes Villes, & dans lesquelles le peuple, c'est-à-dire la classe la plus étendue des citoyens, puise continuellement les germes de plusieurs maladies funestes (a).

Il ne faut pas croire que les observations que l'on vient d'exposer, ne doivent être vues que comme elles sont présentées d'après Hippocrate, & que le *sol* n'influe sur les hommes que lorsque les distances considérables y donnent lieu. Les différentes parties

____

(a) Ces maladies doivent être plus fréquentes parmi les hommes du peuple, mais les personnes riches ne doivent pas s'en croire entièrement à l'abri. On peut voir dans le Rapport des Commissaires nommés par la Faculté de Médecine, pour examiner le projet tendant à procurer aux habitans de Paris une eau beaucoup plus pure que celle dont ils font usage, que les matières infectes & putrides qui se mêlent avec l'eau, *s'y dissolvent intimement..... En sorte que la filtration, qui peut rendre cette eau limpide, est néanmoins absolument incapable d'en séparer les impuretés; qu'elle tient ainsi dans une vraie dissolution.*

d'un Royaume, d'une Province, d'une
Ville même, occasionent selon leur situation, des changemens dans les êtres
qui y vivent. Quoique la France, par
exemple, n'ait que 240 lieues de l'ouest
à l'est, & 225 du sud au nord, ses
Provinces au nombre de 38, offrent
presque toutes des productions différentes; & l'on observe dans les habitans, à travers le caractère général de
la Nation, des différences très - mar-
quées. » Tout le monde connoît ces
» différences, dit M. l'Abbé Chappe,
» entre les Gascons, les Normands,
» les Picards, les Bretons, les Cham-
» penois, & les habitans du Berry...
» Elles sont les sources des sobriquets
» qu'on leur a donnés (*a*). » Or c'est
particulièrement sur l'organisation des
individus que le climat doit influer
avant que d'agir sur l'esprit; & de
cette influence physique, doivent résulter des altérations plus ou moins sensibles dont les effets se manifesteront
sur la population (*b*).

(*a*) *Voyage en Sibérie*, tom. I.er pag. 217.

(*b*) » Les Lombards modernes sont généralement
» aujourd'hui les hommes les plus barbus d'Italie.

M. de Tully en parlant du tempérament des habitans de Dunkerque, où
cet habile Médecin exerce son art, dit
qu'il est difficile de juger exactement
du tempérament des habitans auxquels
il donne ses secours : » parce que, dit-
» il, cette ville, (Dunkerque) est
» peuplée de particuliers de différentes
» Nations & de presque toutes les par-
» ties de la France.... On y distingue
» facilement ceux de chaque Provin-
» ce, à leur taille, leur façon de parler,
» leur plus ou moins de vivacité, &
« même à la couleur de leur peau (*a*). »

Il y a une sorte de stérilité qui ne
peut être guérie qu'en s'éloignant du
lieu que l'on habite d'ordinaire ; quoique l'air qu'on y respire, & l'eau que

* semblables aux anciens Lombards que l'on prétend
» avoir pris leur nom de leurs longues barbes......
» Les Gascons & les Languedociens ont retenus la
» voix haute..... des anciens Goths leurs prédécef-
» seurs.... Les Espagnols en ont retenu la froideur
» & la fierté, qui peu à peu s'alliant ensemble, ont
» formé ce qu'on appelle depuis long-temps la gra-
» vité Espagnole.... Les Normands ont conservé en
» beaucoup de choses le caractère & le phlegme des
» peuples du Nord dont ils sont sortis, » &c. &c.
*Cérémonies & Coutumes Religieuses de tous les Peu-
ples du monde*, Amst. 1735, tom. I.er part. I.re chap.
I.er

(*a*) *Essai sur les Maladies de Dunkerque* 1760.

l'on y boit, n'aient aucune mauvaise qualité. Elle a sa cause dans une sorte d'inaction & d'indolence de l'homme & de la femme, puisque les voyages suffisent pour rendre leurs embrasse-mens féconds. Mille exemples prou-vent la vérité de ce que j'avance. Un homme de distinction marié depuis long-temps sans pouvoir jouir du plaisir d'être père, le devint après avoir fait près de trois cens lieues pour se rendre à une Ambassade où il avoit été nom-mé. Il demeure trois ans dans sa place sans donner d'autres marques de sa capacité ; rappellé dans sa patrie, il y est à peine, qu'il a de fortes raisons d'espérer qu'il va devenir père d'un se-cond enfant.

Cette stérilité est triste sans doute, parce qu'on ne peut pas conseiller à tous ceux qui sont dans ce cas-là, d'aller essayer leurs forces à trois ou quatre cens lieues de leur pays ; mais la différence des états sert à rappro-cher & réunir les effets. Les personnes du peuple ont des pélerinages, où l'homme & la femme sont obligés de se rendre à pieds, pour attirer la béné-diction du ciel sur leur mariage ; le

Saint qu'ils vont invoquer est presque toujours à plusieurs journées de leur habitation, & la marche salutaire à laquelle ils se soumettent, compense la distance des lieux ; en sorte que, quarante ou cinquante lieues à pieds, équivalent au moins à quatre ou cinq cens, faits avec tous les commodités que se procurent les gens riches *a*).

TOUS les Peuples que nous connoissons, s'exercent le corps certains jours de l'année par des mouvemens, qu'il faut regarder comme salutaires ; telle est la danse chez nous. Cet usage est certainement utile parmi toutes les Nations, pour la propagation de l'espèce ; & une loi qui interdiroit la danse dans quelques Royaumes de l'Europe, où il ne reste plus que ce moyen de faire faire un peu d'exercice à une parties des femmes, donneroit atteinte à la population.

IL en est de même de la musique : on sait que l'action de chanter exerce

---

(a) Il parut l'année dernière un Ouvrage qui traite de *l'utilité des Voyages par Mer pour la cure de diffé-rentes Maladies, notamment de la consomption*, à Paris, chez Didot, le jeune.

la poitrine, fortifie les organes de la respiration, atténue les fluides, augmente la chaleur, à cause du mouvement continuel de la poitrine, dans l'inspiration & dans l'expiration, & du choc de l'agitation que l'air y souffre. Il est donc des circonstances où le chant est favorable à la génération ; ne seroit-ce que par la gaieté qu'il répand sur les esprits.

RIEN n'est à négliger lorsque les époux desirent se procurer des enfans, & pourroit-il s'en trouver qui ne le desiraffent point avec ardeur? La danse, par conséquent l'exercice ; le chant, qui suppose la gaieté, tout doit donc concourir & se réunir pour donner aux esprits l'impulsion nécessaire à la fécondité... On a vu des époux qui, après avoir employé inutilement les moyens qu'ils avoient cru plus efficaces contre la stérilité, ayant eu recours à l'électricité, ont eu lieu d'être satisfaits...... » Mais la plus heureuse » aventure est celle du Professeur de » *Wittemberg* en Saxe ; M. Bose, qui » après vingt ans de mariage & de tra- » vaux infructueux, est enfin parvenu à » se procurer un digne héritier, s'étant

» préliminairement fait électriser lui &
» sa femme (a). »

NOUS avons vu , au commencement de ce Chapitre , que les plaisirs de l'amour trop fréquens causent la stérilité , & on n'en a que trop d'exemples. C'est un moyen d'éviter ce malheur , que d'attendre , pour procéder à la génération , des signes non équivoques du besoin de la jouissance. » Il y avoit
» dans les Gaules , dit M. de Saint-
» Foix , des Druidesses qui ne sor-
» toient qu'une fois de l'année de leur
» monastère , & ne passoient qu'un
» jour avec leurs maris. Elles en étoient
» adorées , & faisoient tous les ans un
» enfant (b). »

SI tous les hommes avoient le même tempérament , la manière de vivre uniforme , & que la température de l'air

____

(a) *Nouv. Litt.* de M Clément , ann. 1748. Ce moyen n'a pas toujours réussi à ceux qui l'ont mis en usage , (de même que tous les Paralytiques électrisés n'ont pas recouvert l'usage de leurs membres ,) mais risque-t-on quelque chose en l'essayant ? Voyez au sujet de l'électricité employée contre plusieurs maladies , les *Conjectures sur l'Électricité Médicale* , par M. Gardane , Paris 1768.

[a]. *Essais Historiques sur Paris* , tom. V.

fût égale dans tous les pays, on pourroit, comme cela se pratique dans quelques cantons des Indes, faire usage du
claperman, pour réveiller les époux &
les obliger à réunir leurs efforts pour
donner des citoyens à la patrie. Mais
il s'en faut bien que le devoir du mariage puisse être commandé par un
tambour; cette fonction, comme on
l'a vu en traitant du *Congrès*, est libre,
indépendante, capricieuse, quelquefois rebelle à tout, excepté au tempérament qui varie dans tous les hommes.
L'air, les alimens, &c. influent à la
vérité sur nos fonctions, mais ils n'y
causent qu'une variation passagère, &
dont il faut profiter si elle s'offre sous
des auspices favorables. Il n'en est pas
moins vrai, que dans beaucoup de mariages, mêmes très-fertiles, les enfans
naissent constamment dans la même
saison, & c'est à une certaine disposition du climat favorable au tempérament des époux, que ces alliances doivent leur fertilité.

M. Vargentin a présenté tout ré-
cemment à l'Académie des Sciences de
Stockolm, un Mémoire dans lequel il
prouve, d'après les observations faites

pendant

pendant quatorze ans, *que le nombre des naiſſances augmente en Septembre , & diminue en Juin de près de la moitié.* Qu'après ces mois, ceux où il naît le pius d'enfans, ſont Janvier, Février & Mars ; & ceux où il en naît le moins , Mai, Juillet & Août. Cet ordre de la Nature paroît conſtant , ſelon l'Auteur du Mémoire ; & en calculant la durée des groſſeſſes , il ſemble que l'on pourroit déterminer le temps le plus propre à la fécondité. Mais je crois avoir de bonnes raiſons pour croire qu'il ne peut y avoir rien d'abſolu ſur cet objet , & que tout eſt relatif au climat , & par conſéquent à la conſtitution des peuples , à leur régime , à leurs mœurs. Je crois encore qu'il doit y avoir , pour la fécondité, dans un même pays , des différences qui naiſſent néceſſairement de ce que nous avons établi plus haut.

On ne peut donc admettre un thermomètre univerſel en amour ; la ſaiſon pendant laquelle un Européen ſe livre avec le plus d'ardeur aux plaiſirs , eſt peut-être le temps où l'Africain s'occupe peu de volupté. Ces différences peuvent être rapprochées de beaucoup , puiſque ſous le même climat , dans la même ville, le peu d'uniformité qu'il **y** a entre les tempéramens de chacun des individus, produit des effets différens.

MALGRÉ les exceptions qui sortent de la loi générale, on peut dire que la plupart des conjonctions charnelles qui se font pendant les ardeurs de l'eté, sont stériles. La chaleur, en excitant une transpiration abondante, relâche trop les fibres ; la liqueur prolifique n'a pas toute sa perfection, & les efforts réunis de l'homme, & de la femme sont inutiles (*a*). » Pendant la » chaleur de l'été notre sang est épaissi, » notre bile trop exaltée, dit M. Van- » dermonde...... On prend moins de » nourriture ; à peine la lymphe suffit- » elle pour entretenir nos forces (*b*). » Ce seroit vainement que les Indiens s'efforceroient de multiplier durant la chaleur excessive qu'ils ressentent quelquefois. Ceux qui habitent l'Isle de Ja-

---

(*a*) Il ne faut pas prendre pour une disposition à la fécondité, la mesure du plaisir pendant les chaleurs ; si ce plaisir paroît se prolonger pour quelques personnes, c'est une marque de plus de la foiblesse des organes.

(*a*) *Essai sur la manière de perfectionner l'Espèce Humaine.* Tom, I. et Chap. II.

va, font portés vers la jouiffance avec
une forte de fureur les trois quarts de
l'année ; & en été, les rayons du foleil font fi brûlans, que les lions, les
léopards, les loups, fe réfugient dans
l'eau, où ils s'enfoncent jufqu'aux nar-
rines, pour fe mettre à couvert de la
chaleur, tandis que les hommes font
contraints de monter fur la cime des
arbres les plus élevés, pour y refpirer
un air moins enflammé. Ils ne s'occupent alors que de leur confervation.

L'AUTOMNE eft plus favorable à
la population ; à proportion que les chaleurs vives s'appaifent, nos organes
reprennent du reffort : & d'ailleurs les
variations qui règnent dans l'athmofphère pendant cette faifon, influent
avec fuccès fur les germes qui doivent perpétuer notre exiftence.

L'HIVER eft nommé le fommeil de
la Nature ; il femble en effet que tous
les êtres foient engourdis durant cette
faifon ; & les glaces, les neiges & les
pluies froides doivent amortir les feux
de l'Amour. Il s'en faut de beaucoup
cependant, que les hommes qui habi-

tent les grandes villes & qui y jouissent d'une certaine aisance, se ressentent des rigueurs de l'hiver, comme le peuple qui vit dans les campagnes. Aussi, on peut dire, que les premiers chez qui tout est factice, jusqu'à l'amour, choisissent pour leurs plaisirs une saison qui ne leur est pas favorable. L'oisiveté, le luxe de la table, les moyens qu'on emploie pour s'opposer au froid, communiquent au corps une chaleur contre nature, dont les voluptueux profitent. Ils s'épuisent vainement dans une saison qui n'est pas celle où la plupart des femmes sont disposées à concevoir ; & semblables à ces plantes délicates qu'on oblige à produire des fleurs à l'insu de la Nature, leur règne est passé lorsque celui de tous les êtres revient avec les beaux jours (*a*).

____

(*a*) La passion qui domine les gens riches en hiver & qu'ils prennent pour de l'amour, leur est très-préjudiciable. Ils sont obligés de rompre l'harmonie qui doit régner entre l'air & les hommes ; celui qu'ils respirent dans leurs appartemens est un air *commandé*, qui diffère de beaucoup de l'air extérieur auquel ils n'osent s'exposer. Ils ont obligation de leurs jouissances à l'habileté de leur cuisinier, aux liqueurs spiritueuses dont ils font usage, aux ingrédiens tirés des quatre parties du monde qui se trouvent réunis parmi les alimens.... C'est ainsi que l'on prétend forcer la Nature à favoriser les passions !

La Nature au printemps, belle, riche, féconde,
Varie à chaque inftant le théâtre du monde.

TOUT s'anime, croît & fe multiplie
pendant cette faifon ; elle agit fur les
animaux comme fur les plantes ; c'eft
elle qui redonne à la terre les beau-
tés que les rigueurs du froid avoient
ternies ; l'homme fent renaître des
defirs qu'il peut fatisfaire ; tout le
porte vers la propagation de fon efpèce..... O vous, qui fuivez les loix de
la Nature ! Le fpectacle qu'elle préfente
à vos yeux vous preferit des devoirs.
Les plantes ! Les animaux ! .... Pou-
vez-vous faire un feul pas fans découvrir cette révolution générale qui
échauffe la Nature entière ?

Dès le premier beau jour que le PRINTEMPS
 ramene,
Les Zéphyrs font fentir leur amoureufe ha-
 leine ;
La terre orne fon fein de brillantes couleurs,
Et l'air eft parfumé du doux efprit des
 fleurs.
On entend les oifeaux, frappés de ta puif-
 fance,
Par mille tons lafcifs, célébrer ta préfence :
Pour la belle génifle, on voit les fiers tau-
 reaux,

Ou bondir dans la plaine, ou traverser les
      eaux.
Enfin, les habitans des bois & des monta-
      gnes,
Des fleuves & des mers, & des vertes cam-
      pagnes,
Brûlant à ton aspect d'amour & de desir,
S'engagent à peupler par l'attrait du plaisir :
Tant on aime à te suivre, & ce charmant
      empire
Que donne la beauté sur tout ce qui res-
      pire. (a)

CES feux qui embrasent les animaux, indiquent assez que le printemps est la saison où les êtres se multiplient avec facilité. C'est le moment où la Nature donne à l'homme l'énergie & la vigueur nécessaires pour la propagation de son espèce. L'homme robuste, s'apperçoit de l'activité des esprits qui bouillonnent dans ses veines : favorisé par des songes agréables, il s'empresse de jouir des plaisirs qui l'appellent, il s'y livre tout entier... Il ne calme ses transports que dans la crainte de s'opposer au but où tendent ses embrassemens. N'opposons pas à cet homme, ceux qui ont forcé le plaisir durant l'hiver : si le printemps

[a] Traduction du commencement du Poëme de Lucrèce, par le Sr. d'Heilvaut.

fait quelque chofe pour eux, c'eft en accélérant la végétation ; incapables de fentir fes influences voluptueufes, infenfibles au fpectacle raviffant de la fécondité univerfelle, ils attendent triftement que des végétaux falutaires aient réparés les défordres qu'ont excités leurs paffions.

On a tellement fenti l'influence des faifons fur les corps, qu'on a cru reconnoître que dans l'efpace de vingt-quatre heures, elles reparoiffoient ; c'eft-à-dire, que les quatre parties du jour étoient comparées aux faifons. En conféquence, on a dit que le commencement du jour où l'air eft chaud & humide, avoit dans toute faifon les influences du printemps ; le milieu du jour étoit comparé à l'été, le foir à l'automne, & la nuit à l'hiver. Ces diftinctions, qui influent dans les maladies, peuvent, ce me femble, être négligées par les hommes qui jouiffent d'une bonne fanté, & ce feroit être efclave de fa pendule, fi on avoit befoin de la confulter alors.

C'est le tempérament & les fignes qui annoncent le véritable defir qui doivent nous guider dans les exploits

amoureux. Il est des hommes si singulièrement affectés, que les ténèbres qui
couvrent la terre, voilent à leur imagination les plaisirs de la nuit ; il en est
d'autres qui ont besoin de recueille-
ment pour les goûter ; ce seroit infruc-
tueusement que leur épouse voudroit
tirer parti de sa beauté, pendant que
le soleil en relève l'éclat. Semblables
à ce Peintre qui regardoit pendant quatre heures les personnes dont il vouloit
faire le portrait, & qui de retour à son
attelier esquissoit & finissoit le tableau ;
ces hommes puisent leur vigueur dans
les yeux de leur femme, & attendent
que la nuit en ait caché la beauté
pour se livrer à l'impression qu'ils ressentent [a].

NULLE règle sur laquelle on puisse
statuer pour déterminer l'heure à laquelle les époux en général, doivent se
communiquer leur amour : les exceptions sont infinies, & variées par des

____

(a) Tavernier dit, qu'un Arménien marié depuis
dix ans, n'avoit jamais vu sa femme, & ne l'avoit
jamais oui parler ; parce que quand elle alloit coucher
avec son mari, elle n'ôtoit son voile qu'après avoir
éteint la lumière, & qu'elle se levoit toujours avant
le jour, ne mangeant d'ailleurs jamais avec son
époux. *Voyages*, liv. IV. chap. VIII.

circonſtances trop nombreuſes, pour qu'on puiſſe en faire mention. Il y a quelques règles générales, auſquelles néanmoins je ne conſeillerois pas à tous les époux de s'aſtreindre ; quelques Médecins, par exemple, s'oppoſent à ce qu'un homme careſſe ſa femme après le repas, *parce que la ſemence*, diſent-ils, *ne peut produire en ce temps que des enfans mal conſtitués (a).* Si de l'union des ſexes il peut réſulter un mal dans ce cas, je crois que l'enfant n'en ſera pas la victime : la liqueur ſéminale, étoit préparée avant que l'homme eut donné des alimens à ſon eſtomac, elle étoit dans les réſervoirs qui lui ſont deſtinés & qui n'ont aucune communication immédiate avec l'eſtomac, qui d'ailleurs ne peut influer ſur cette liqueur auſſi promptement qu'on voudroit le ſuppoſer, l'altérer au point qu'il dût en réſulter un individu *mal conſtitué.* L'homme ſeul peut en être incommodé, parce que la digeſtion dans beaucoup de perſonnes ſe

---

(a) Voyez la nouvelle édition du *Tableau de l'Amour Conjugal*, tom. prem. pag. 229. L'*Eſſai ſur la manière de perfectionner l'eſpece humaine*, tom. I; chap. II.

fait avec peine , & que l'ardeur que l'on apporte au plaisir, doit y causer quelque retardement. Il est d'ailleurs des hommes qui n'ont aucune activité en amour , s'ils n'ont donné des alimens à leur estomac , & ce seroit vainement qu'on leur offriroit le plaisir , tandis que ce viscère annonce qu'il a besoin de nourriture. Quiconque a faim , ne doit pas travailler (*a*).

Je ne conseillerois pas aux personnes dont la poitrine est serrée , & par conséquent foible , de se livrer à l'amour immédiatement après le repas ; la respiration est laborieuse chez ces personnes-là ; elle devient encore plus difficile lorsque l'estomac est plein. Ils doivent attendre que le jeu des organes qui nous font respirer, soit plus libre , & puisse se prêter aux mouvemens qu'ils exécutent toujours avec un peu de peine.

[*a*] *Ubi fames , laborandum non est.* Hippocrate, *Aphor.* XVI. Sect. II L'estomac influe sur la liqueur prolifique, comme sur toutes celles du corps ; mais c'est seulement après la digestion faite, & lorsque le chyle, d'où émanent tous nos fluides, a passé dans les vaisseaux. Si l'estomac fait mal ses fonctions, toutes nos parties s'en ressentent, la tête sur-tout, & la machine se dérange ; mais encore une fois, un homme peut mourir d'une indigestion après avoir fait un enfant sain & bien constitué.

D'HABILES Médecins assurent aussi que les plaisirs pris pendant le jour sont plus funestes que ceux de la nuit; & il faut convenir que l'amour nous épuisant, on ne peut mieux réparer les forces que par le sommeil & la tranquillité. Mais, il est des hommes qui ont besoin, comme j'ai déjà dit, de tout ce qui est capable d'allumer leurs desirs. Un artisan ne doit pas abandonner son travail pour se livrer à la volupté, tandis que son corps ressent les fatigues qui s'opposent au plaisir; lorsqu'un peu de repos aura rétabli les esprits dissipés durant le jour, il se livrera avec succès aux caresses de sa femme. En effet, dit Venette; l'aurore qui répond au printemps, paroît plus commode pour la génération : car, après qu'un homme s'est agréablement diverti avec sa femme, & qu'il s'est un peu endormi après ses plaisirs, il répare ainsi toutes les pertes qu'il vient de faire, & guérit les lassitudes qu'il vient de gagner amoureusement. Après cela, il se lève, & va où ses occupations ordinaires l'appellent, pendant que sa femme demeure au lit pour conserver le précieux dépôt qu'il vient

de lui confier. C'est ainsi , continue-
t-il , qu'en usent la plupart des arti-
sans qui se portent si bien , & qui ont
des enfans si bien faits & si robustes :
car après s'être délassés du travail du
jour précédent , ils attendent presque
toujours que l'aurore commence à
poindre pour embrasser leurs femmes.
C'est par là sans doute qu'ils évitent
les incommodités qu'ont les autres
hommes , qui sans faire réflexion à leur
santé , s'abandonnent à toute heure à
la violence de leur passion (*a*).

BEAUCOUP de femmes auroient rarement des marques de l'amour de leur
époux , si elles repoussoient ses caresses
durant le jour. Bien différent d'un artisan robuste , l'homme oisif est excité
par mille objets qui le frappent & accélèrent l'heure des plaisirs. L'imagination frappée , il se hâte de mettre à
profit les desirs qu'elle fait naître , &
qui n'auroient pas assez de chaleur pour
reparoître avec avantage dans une autre circonstance. Lorsqu'on est réduit à

---

[a] *Tableau de l'Amour Conjugal* , II.e part. chap.
V. art. II.

faisir ainsi l'occasion, les caresses ne font que trop souvent stériles, & il faut une heureuse harmonie entre les époux pour *vivifier* leurs plaisirs.

PLUTARQUE dans ses *Œuvres Morales*, introduit plusieurs personnes qui agitent cette question : *Quel est le temps propre à connoître une femme !* Les uns veulent que ce soit après le repas, les autres le lendemain matin, & chacun allégue ses raisons. Quelques hommes seront peut-être de l'opinion d'*Olimpius*, qui veut qu'on s'abstienne totalement de connoître telle femme que ce soit, & desire que chacun dise en se couchant chaque soir, *il n'est pas encore temps* : & le matin en se levant, *il n'est plus temps.*

LES interlocuteurs que Plutarque fait parler, discutent aussi, *s'il faut embrasser sa femme le jour ou la nuit ?* On cite les Poëtes, les Médecins, les Philosophes. Epicure veut que ce soit le jour ; Platon au contraire est d'avis que l'on ne se livre à la jouissance que la nuit...... *Il a esté bien institué par coustume de venir à cet acte là en mettant le voile des ténèbres au-devant de la volupté..... En y venant de plein jour*

*& à la lumière , on donne moyen à la
volupté de s'enhardir & assurer.... pour
rallumer derechef nouveaux desirs.......
Au contraire la nuit ostant la plupart de
ce qui est plus furieux, abuse & endort
Nature , de manière qu'elle ne se débor-
de pas la vue jusqu'à une luxurieuse
dissolution.*

Un interlocuteur étant d'avis que
les hommes s'approchant de leurs femmes plutôt la nuit que le jour, &
plutôt le soir que le matin , demande
pour soutenir son opinion ; *voulez-vous
qu'un mari retournant tout gai d'un
festin , ayant peut-être encore le chapeau
de fleurs sur la teste , & tout parfumé
d'huile odoriférante , tournast le dos à
sa femme , & s'enveloppant dedans le
lit , se mit à dormir, & puis qu'en plein
jour au milieu des affaires du mesnage,
il demandast à sa femme qu'elle le vint
trouver pour telle chose ?...., Le soir est
la fin & le repos des travaux de tout
le jour , & le matin en est le commencement. Au soir président le bon Bac-
chus qui dissipe les ennuis, les Muses,
Terpsichore qui aime la danse , & Thalie
qui préside aux banquets..... Le matin
président au point du jour, & Minerve*

l'ouvriere , & Mercure le marchand......
Au soir conviennent donc les chansons ,
la musique, le bal, les plaisirs des noces,

Masques , festins & les chansons à voix ,
Le bruit plaisant des fleustes & hautbois.

Le matin on n'entend que les coups
de marteaux , le bruit des scies , le réveil-matin des Gabeleurs & péagers qui
crient après ceux qui entrent & qui sortent ; les adjournemens des Sergens à
comparoir devant les Juges ; les publications des Edits ; les sommations de
venir faire la cour à quelque Prince....
au Magistrat - ayant charge publique,
auquel temps il n'y a point de lieu pour
la volupté (a).

Ces passages de Plutarque démontrent moins qu'il y a une loi qui fixe
le temps où les époux doivent se livrer
à l'amour , que l'adresse & l'éloquence
de l'Auteur pour soutenir les opinions
qu'il feint quelquefois d'embrasser, &
qu'il réfute l'instant d'après.

Le moment favorable pour l'acte
de la Génération , dépend de certai-

(*a*) Œuvres morales de Plutarque , tom, II. Les
propos de Table , Liv. Quest, VI.

nes circonstances que l'on a tâché d'exposer dans ce Chapitre ; il en est quelques-unes dont on s'est cru dispensé de parler & que les époux saisiront facilement s'ils le desirent........ Mais qu'ils ne s'attachent pas trop scrupuleusement à observer des règles minutieuses , qui souvent font échapper une circonstance favorable. On a vu des époux se livrer à de profondes réflexions, consulter les astres, la pluie, le beau temps...... Vous eussiez dit , qu'ils agitoient le destins des Empires; ils employoient , en spéculations, des momens précieux faits pour la jouissance ! L'acte le plus délicat de l'amour n'est point un problême à résoudre , & pour lequel il faille consommer un temps utile.

La Nature dès le commencement du monde a ouvert le grand livre de la Réproduction ; tous les êtres vivans y ont lu l'ordre général ; CROISSEZ ET MULTIPLIEZ-VOUS. A cette loi sacrée , promulguée par la Nature, les devoirs du citoyen ajoutent encore : *soyez utile à la patrie ; laissez-lui des enfans dont les services lui rappellant votre existence, feront benir votre mémoire.*

moire. Dans l'une des Isles Maldives,
c'est une coutume très-ancienne, de
marquer de certains caractères, en forme de nos zéros, les tombeaux de ceux
des habitans qui ne se sont point distin-
gués dans l'exercice de leur profession (*a*). Je desirerois qu'on en fit de
même à l'égard des hommes qui parmi nous renoncent volontairement au
doux nom d'époux & de père, & que
sur le tombeau des vrais citoyens, on
lut: *ci-gît un tel, qui donna des hommes à la patrie.* Quelle épitaphe atten-
drissante que celle qu'on voyoit autrefois dans le cimetière des Innocens !
Cy gît Jollande Bailly, *qui trépassa l'an
1514, le quatre-vingt-huitième an de
son âge, le quarante-deuxième de son
veuvage, laquelle on a vu ou pu voir devant son trépas deux cens quatre-vingt
quinze enfans issus d'elle* (*b*). Quels
droits aura sur la postérité M. Denise qui, âgé de soixante & treize ans,
se trouvoit en 1770 pere de cent un,

(*a*) Cette coutume est établie dans l'Isle nommée
Isle des Limaçons. Journal Encyclop. prem. Mars
1762.

(*b*) *Essais sur Paris, de M. de* Saintfoix.

I. Partie. I j

tant enfans que petits enfans & arriè-
re-petits enfans, dont soixante-huit
étoient vivans [a] !

---

[a] M. Denise est Procureur du Roi en l'Elec-
tion de Lion, Généralité de Rouen, Paroisse de la
Feuillec. Les papiers publics ajoutoient (en 1770,)
que six de ses petites filles étoient enceintes.

Fin du Tome premier.

TABLE

DES CHAPITRES

Contenus dans le premier volume.

Fin de la Table du premier volume.